DR. MICHAEL MOSLEY

pequenas coisas

Como hábitos simples podem transformar a sua vida

Rio de Janeiro, 2023

Pequenas coisas

Copyright © 2023 da Starlin Alta Editora e Consultoria Eireli.
ISBN: 978-85-7881-683-4

Translated from original Just One Thing. Copyright © 2022 by Michael Mosley. ISBN 9781780725512. This translation is published and sold by Octopus Publishing Group Limited the owner of all rights to publish and sell the same. PORTUGUESE language edition published by Starlin Alta Editora e Consultoria Eireli, Copyright © 2023 by Starlin Alta Editora e Consultoria Eireli.

Impresso no Brasil – 1ª Edição, 2023 – Edição revisada conforme o Acordo Ortográfico da Língua Portuguesa de 2009.

Todos os direitos estão reservados e protegidos por Lei. Nenhuma parte deste livro, sem autorização prévia por escrito da editora, poderá ser reproduzida ou transmitida. A violação dos Direitos Autorais é crime estabelecido na Lei nº 9.610/98 e com punição de acordo com o artigo 184 do Código Penal.

A editora não se responsabiliza pelo conteúdo da obra, formulada exclusivamente pelo(s) autor(es).

Marcas Registradas: Todos os termos mencionados e reconhecidos como Marca Registrada e/ou Comercial são de responsabilidade de seus proprietários. A editora informa não estar associada a nenhum produto e/ou fornecedor apresentado no livro.

Erratas e arquivos de apoio: No site da editora relatamos, com a devida correção, qualquer erro encontrado em nossos livros, bem como disponibilizamos arquivos de apoio se aplicáveis à obra em questão.

Acesse o site www.altabooks.com.br e procure pelo título do livro desejado para ter acesso às erratas, aos arquivos de apoio e/ou a outros conteúdos aplicáveis à obra.

Suporte Técnico: A obra é comercializada na forma em que está, sem direito a suporte técnico ou orientação pessoal/exclusiva ao leitor.

A editora não se responsabiliza pela manutenção, atualização e idioma dos sites referidos pelos autores nesta obra.

Dados Internacionais de Catalogação na Publicação (CIP) de acordo com ISBD

M912p   Mosley, Michael
Pequenas coisas: como hábitos simples podem transformar a sua vida / Michael Mosley ; traduzido por Aline Amaral ; ilustrado por Lindsey Spinks. - Rio de Janeiro : Alaúde, 2023.
192 p. : il. ; 15,7cm x 23cm.

Tradução de: Just One Thing
ISBN: 978-85-7881-683-4

1. Autoajuda. 2. Hábitos. 3. Transformação. I. Amaral, Aline. II. Spinks, Lindsey. III. Título.

CDD 158.1
CDU 159.947

2023-1352

Elaborado por Odilio Hilario Moreira Junior - CRB-8/9949

Índice para catálogo sistemático:
1. Autoajuda 158.1
2. Autoajuda 159.947

Produção Editorial
Grupo Editorial Alta Books

Diretor Editorial
Anderson Vieira
anderson.vieira@altabooks.com.br

Editor
Ibraima Tavares
ibraima@alaude.com.br
Rodrigo Faria
rodrigo.fariaesilva@altabooks.com.br

Vendas ao Governo
Cristiane Mutús
crismutus@alaude.com.br

Gerência Comercial
Claudio Lima
claudio@altabooks.com.br

Gerência Marketing
Andréa Guatiello
andrea@altabooks.com.br

Coordenação Comercial
Thiago Biaggi

Coordenação de Eventos
Viviane Paiva
comercial@altabooks.com.br

Coordenação ADM/Finc.
Solange Souza

Coordenação Logística
Waldir Rodrigues

Gestão de Pessoas
Jairo Araújo

Direitos Autorais
Raquel Porto
rights@altabooks.com.br

Assistente da Obra
Caroline David

Produtores Editoriais
Illysabelle Trajano
Maria de Lourdes Borges
Paulo Gomes
Thales Silva
Thiê Alves

Equipe Comercial
Adenir Gomes
Ana Claudia Lima
Andrea Riccelli
Daiana Costa
Everson Sete
Kaique Luiz
Luana Santos
Maira Conceição
Nathasha Sales
Pablo Frazão

Equipe Editorial
Ana Clara Tambasco
Andreza Moraes
Beatriz de Assis
Beatriz Frohe
Betânia Santos
Brenda Rodrigues
Erick Brandão
Elton Manhães
Fernanda Teixeira
Gabriela Paiva
Henrique Waldez
Karolayne Alves
Kelry Oliveira
Lorrahn Candido
Luana Maura
Marcelli Ferreira
Mariana Portugal
Matheus Mello
Milena Soares
Viviane Corrêa
Yasmin Sayonara

Marketing Editorial
Amanda Mucci
Livia Carvalho
Pedro Guimarães
Thiago Brito

Atuaram na edição desta obra:

Tradução
Aline Amaral

Copidesque
Rafael de Oliveira

Revisão Gramatical
Vinicius Barreto

Diagramação
Joyce Matos

Capa
Cesar Godoy

Editora afiliada à:

Rua Viúva Cláudio, 291 – Bairro Industrial do Jacaré
CEP: 20.970-031 – Rio de Janeiro (RJ)
Tels.: (21) 3278-8069 / 3278-8419
www.altabooks.com.br – altabooks@altabooks.com.br
Ouvidoria: ouvidoria@altabooks.com.br

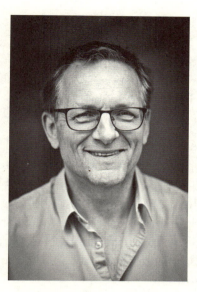

INTRODUÇÃO

Embora minha formação seja em medicina, passei a maior parte da minha longa e aprazível carreira trabalhando como jornalista científico e apresentador de TV. Isso permitiu que eu pudesse cobrir muitos tópicos diferentes, mas, nos últimos anos, foquei em explorar a ciência por detrás das muitas declarações sobre saúde com as quais me deparei. E, obviamente, testando algumas delas em mim mesmo.

Cheguei a fazer coisas bem malucas, como me infectar com parasitas, ser mordido por sanguessugas, injetar meu próprio sangue em meu rosto e engolir uma pequena câmera para que pudesse ver o funcionamento do meu intestino. Mas foi em 2012, quando descobri que tinha diabetes tipo 2, que realmente comecei a querer entender quais eram os fatores de uma boa saúde física e mental.

Descobrir que tinha diabetes tipo 2 fez com que eu criasse um programa chamado "Eat, Fast and Live Longer" [Coma, Jejue e Viva Mais, em tradução livre], durante o qual encontrei pesquisas que demonstravam os benefícios do jejum intermitente. Em oito semanas, perdi nove quilos seguindo uma forma de jejum intermitente que fazem de dieta 5:2, e consegui normalizar meus níveis de açúcar no sangue sem medicação. Isto, por sua vez, me levou a escrever, junto com Mimi Spencer, o *The Fast Diet* [A Dieta do Jejum, em tradução livre], que se tornou um best-seller internacional, e depois a escrever mais livros (geralmente com minha esposa Clare, que é clínica geral e autora de livros de receitas best-seller), cobrindo assuntos que vão de perda de peso e sono a exercícios e maneiras de melhorar a saúde intestinal.

Em 2021, durante o lockdown da Covid, fiz algo muito diferente. Minha primeira série de podcasts. Os podcasts foram feitos para a BBC Sounds e Radio 4 e se chamavam Just One Thing [Apenas Uma Coisa, em tradução livre]. Montar um estúdio de gravação em minha casa durante um lockdown foi desafiante, mas como mostrarei a vocês, experimentar coisas novas faz muito bem para o cérebro (veja a página 167), particularmente para um cérebro que está envelhecendo como o meu, e eu adorei fazer isto.

A ideia do podcast é simples: cada episódio de 15 minutos apresenta uma Pequena Coisa que você pode fazer para melhorar sua saúde. A série (que está em andamento) é cheia de fatos engraçados, esquisitos e às vezes bizarros, e fazer o podcast me dá a oportunidade de entrevistar cientistas famosos, e geralmente muito divertidos, que são líderes na sua área de atuação. Em cada episódio, encontramos um voluntário corajoso para testar a coisa que é o tema daquele episódio e, claro, eu também faço o teste (se você ouvir um dos primeiros podcasts, vai me ouvir gritando ao tomar o primeiro jato de um banho gelado. Veja a página 20 para mais explicações sobre a ciência por trás da imersão em água gelada).

Fui agraciado com um time muito talentoso, que fez o podcast acontecer e ajudou a garantir que ele se tornasse um sucesso. Uma grande parte do apelo do Just One Thing é a sua simplicidade e acho que, também, é o que faz dele uma ótima forma de transformar boas intenções em hábitos sustentáveis.

Afinal, a maioria de nós reconhece a importância de manter um peso saudável, comer bem, fazer exercício regularmente, reduzir o estresse e ter uma boa noite de sono. Então, o que nos impede? Bem, primeiramente somos bombardeados diariamente por um monte de informações vagas e conselhos frequentemente conflitantes nos jornais, na TV e nas mídias sociais: tome café, não tome café, diminua o consumo de gordura, aumente o consumo de gordura, tome sol, se proteja com protetor solar, exercite-se devagar ou acelere o ritmo... em quem acreditar?

Além disso, temos de lidar com o problema de colocar os bons conselhos em prática, criar um hábito e mantê-lo. Muitos de nós começam o Ano Novo determinados a ser mais saudáveis e ativos, mas em um mês ou dois a maioria já voltou ao estilo de vida anterior. Não acho que seja por sermos inerentemente preguiçosos ou sem força de vontade — é porque não criamos o ambiente onde um novo hábito possa durar. Se você realmente quer mudar, aqui estão dez regras, baseadas na ciência, que foram úteis para mim:

1. **SIMPLIFIQUE.** A lógica do Pequenas Coisas é que você não precisa de uma grande reestruturação em sua vida; são coisas que podem ser facilmente incorporadas à rotina. Pequenas mudanças realmente podem trazer grandes benefícios em termos de melhora no humor, no sono, uma mente mais alerta e menor risco de doenças.

2. **SEJA REALISTA.** Embora eu esteja tentando animá-lo sobre todos os benefícios obtidos ao realizar essas coisas, comece fazendo o que consegue. Comece pequeno e então vá aumentando. Afinal de contas, esta é a grande vantagem desta abordagem. Sempre podemos adicionar Só Mais Uma Pequena Coisa.

3. **CRIE UM GATILHO.** É muito mais provável que você faça uma atividade que já esteja ligada a outra atividade que está desempenhando. Como verá no próximo capítulo, eu faço meus exercícios de resistência logo após sair da cama, pois sei que se não fizer naquele momento, não vou fazer no resto do dia. Eu utilizo "sair da cama" (algo que tenho que fazer todos os dias) como gatilho para estes exercícios. Você pode utilizar 'comer uma refeição' como gatilho para tomar um grande copo

de água e, desta forma, garantir que esteja tomando água o suficiente durante o dia (veja a página 6 os diversos benefícios de fazer isto) ou deixar um bloco de anotações e uma caneta ao lado da cama como um gatilho para se lembrar de escrever (veja a página 182 os benefícios de 'ser grato pelo que possui'). Eu pratico ficar de pé em uma perna só enquanto escovo os dentes como uma forma de melhorar meu equilíbrio (veja a página 63) pois eu sei que nunca irei a aulas de ioga regularmente, mas eu tenho que escovar os dentes duas vezes ao dia, então este exercício me pareceu mais realista. Veremos vários outros "gatilhos" no decorrer do livro.

4. SAIBA PORQUE ESTÁ FAZENDO. Acredito muito que, se você realmente entende quais são os benefícios, e pode lembrar-se deles quando a tentação de desistir estiver forte, é muito mais fácil que você se mantenha fazendo algo. É por isso que este livro contém muitas entrevistas com cientistas, assim como referências a estudos científicos, que são fáceis de pesquisar online. Quero que você se convença de que vale a pena continuar fazendo estas coisas. Também quero que você as adéque às suas próprias necessidades.

5. MANTENHA O HÁBITO POR PELO MENOS UM MÊS. Há uma crença amplamente difundida de que é possível criar um hábito em 21 dias. Isto é quase certamente mentira. Um estudo publicado no *European Journal of Social Psychology* concluiu que pode levar entre 18 e 254 dias para fixar um novo hábito, então não desista!

6. TENTE SUBSTITUIR MAUS HÁBITOS COM BONS HÁBITOS. Muitos maus hábitos estão profundamente arraigados e podem ser quase impossíveis de abandonar. O que você pode fazer é tentar substituí-los com bons hábitos. Isso leva tempo e requer persistência.

7. TENTE MANTER O HÁBITO DIARIAMENTE. Estabelecer um novo hábito requer principalmente consistência e frequência. Embora seja importante saber por que você está fazendo algo, é ainda mais importante realmente fazê-lo e fazê-lo regularmente. Muitas das coisas que você vai encontrar neste livro podem ser realizadas diariamente e, às vezes, até mais de uma vez por dia. Eu também tentei mantê-las curtas, pois quanto mais curto algo é, mais fácil de manter.

8. ENVOLVA UM AMIGO OU ENTE QUERIDO. Uma das principais razões pelas quais as pessoas pagam um personal trainer é porque sentem que precisam de alguém por perto para obrigá-los a se exercitar — não é por não saberem o que fazer. Fazer algo com um amigo ou ente querido não só te torna mais responsável; como também pode tornar a atividade mais divertida. Clare e eu fazemos muitas das Pequenas Coisas juntos, desde exercícios matinais a comidas fermentadas (veja a página 57), pois temos um interesse comum em vida saudável e por nos manter motivados. Um bom motivo para ter um cachorro (outra coisa que eu provavelmente deveria ter adicionado à lista), além do amor e da companhia, é que donos de cachorros têm uma probabilidade muito maior de fazer caminhadas. De fato, um estudo conduzido no Reino Unido com quase 700 pessoas, entre donos de cachorro e não donos, demonstrou que as pessoas que tinham amigos de quatro patas tinham quatro vezes mais chances de atingir a recomendação de 150 minutos semanais de exercício moderadamente vigoroso (veja a página 39). Temos uma King Charles chamada Tari, que já tem mais de 10 anos de idade, mas ainda fica incrivelmente empolgada toda vez que imagina uma caminhada em seu futuro. A alegria dela é um incentivo poderoso para eu sair de casa.

9. SEJA GENTIL CONSIGO MESMO. Se você encontrou uma atividade que parece gostar, mas simplesmente não consegue manter, então talvez não seja a escolha certa para você. Não se culpe: aceite que este não é o momento em que essa atividade vai funcionar para você. Dê uma olhada no livro e veja o que mais te atrai.

10. MANTENHA UM REGISTRO. Como apontei, gosto de experimentar as coisas em mim mesmo, o que significa que também gosto de monitorar as mudanças. Tente anotar alguns de seus marcadores de saúde e medidas — como peso, cintura, frequência cardíaca, pressão arterial (equipamentos para isso podem ser comprados em farmácia ou online) ou o nível de açúcar no sangue (idem). Pode ser uma boa ideia investir em um monitor de atividade física. Manter um registro vai lembrá-lo do caminho que já percorreu.

Em resumo: este livro fala sobre maneiras rápidas, fáceis e cientifica-mente comprovadas de melhorar a saúde e o bem-estar de forma sus-tentável. Ninguém espera que você siga todas as regras ou mais do que uma! Apenas escolha o que funciona para você. A vantagem de tentar atingir objetivos pequenos é que você vai pensar: *Ok, eu consigo fazer isto* e então, com sorte, talvez perceba que está gostando da atividade e acabe incorporando-a em sua vida.

ESCOLHENDO SUA COISA

Estou tão convencido dos benefícios das Pequenas Coisas sobre as quais escrevo neste livro que muitas delas formam parte da minha rotina diária atualmente. Decidi espalhar minhas trinta coisas favoritas em um dia típico para que você veja como elas podem se encaixar na sua vida. Há uma infinidade de coisas para escolher; e obviamente não quero que você experimente todas elas de uma vez! Mas espero que se encontre tentado a experimentar uma ou duas, e se encoraje com os benefícios que elas trazem.

Para algumas das coisas, o horário certo é importante. Uma caminhada tem benefícios extras quando saímos e pegamos a luz das primeiras horas da manhã; é melhor tomar café cerca de duas horas após acordar; você vai receber uma dosagem maior de vitamina D no meio do dia; e um banho quente funciona melhor como parte de uma rotina de relaxamento e indução ao sono à noite, não de manhã. Mas o resto? Utilize como preferir. Na verdade, algumas coisas — como tomar água, cantar, levantar-se, fazer um intervalo e respiração profunda — podem ser perfeitamente polvilhadas em intervalos durante todo o dia.

A primeira Pequena Coisa na minha lista diária é sempre "exercícios inteligentes" (agachamentos e flexões), pois sei que não vou fazê-los se deixar para mais tarde; da mesma forma que eu como uma colher de chucrute com minha omelete no café da manhã. Mas isto é a minha rotina. Talvez você goste da ideia de começar o dia com uma meditação e prefira comer comidas fermentadas no almoço ou jantar. É bom saber que cantar é benéfico independentemente do horário que você tiver vontade.

Então folheie o livro, escolha uma coisa que você queira experimentar e faça uma tentativa. Uma vez que isso se tornar uma parte habitual da sua vida, pesquise o livro novamente e veja se há algo mais que gostaria de experimentar.

Boa sorte! Michael

INÍCIO DA MANHÃ

Exercícios inteligentes
Banho gelado
Cante
Medite
Caminhada matinal

CAFÉ DA MANHÃ

Altere o horário das refeições
Beba água
Coma bactérias
Apoie-se em uma perna
Beba café

MEIO DA MANHÃ

Faça uma pausa
Respire fundo
Exercite-se menos, mas com maior frequência
Exercícios excêntricos
Visualize-se mais forte

ALMOÇO

Coma peixe oleosos
Coma beterraba
Uma maçã por dia
Tome sol
Tire uma soneca

TARDE

Compre algumas plantas
Jogue videogames
Espaços verdes
Levante-se
Coma chocolate

NOITE

Dance
Aprenda uma nova habilidade
Banho quente
Leia
Seja grato pelo que possui

Pequenas coisas

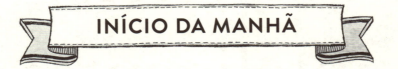
INÍCIO DA MANHÃ

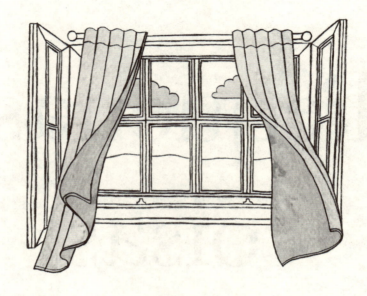

Exercícios inteligentes

Como fazer: realize agachamentos e flexões por alguns minutos todos os dias.

Não sei você, mas para mim era incrivelmente fácil dormir a noite inteira. Quando eu era adolescente, dormia em uma cabine telefônica, em um cemitério e até na plataforma de uma estação de trem na Índia. Infelizmente, uma boa noite de sono não é mais tão simples. Hoje em dia, eu geralmente acordo lá pelas 3 horas da manhã, perambulo um pouco pela casa e volto para a cama quando estou cansado. O que estou tentando fazer é ensinar o meu cérebro a associar a "cama" com "sono" e "sexo", nada mais. Os benefícios do sexo para a saúde são muitos e variados, embora esta seja uma Pequena Coisa sobre a qual eu ainda não tenha pesquisado. Entretanto, existe outra forma de exercício que eu recomendaria fortemente e que eu faço assim que acordo: exercícios inteligentes.

Independentemente de como foi a minha noite, acordo mais ou menos no mesmo horário (por volta das 7 horas da manhã), saio da cama, abro as cortinas, aproveito a luz do início da manhã, acordo a Clare (que geralmente resmunga), ligo o rádio e juntos começamos a fazer a primeira Pequena Coisa do dia: exercícios de resistência. Devo dizer que você não precisa fazer os exercícios como primeira Coisa, mas acho realmente importante que você os faça em algum momento do dia.

Todos nós sabemos que fazer exercícios aeróbicos (correr, nadar, andar de bicicleta) faz bem ao coração e aos pulmões, mas menos de 5% das pessoas fazem exercícios para ganhar músculos. E isto é trágico, pois, após os 30 anos de idade, a menos que façamos algo para evitar, perdemos cerca de 5% da massa muscular a cada década que passa. E precisamos muito destes músculos.

Ser mais musculoso não melhora apenas a aparência, mas também a postura, além de reduzir o risco de dor nas costas. Músculos queimam calorias, mesmo quando estamos dormindo, e também são essenciais para nos mantermos ativos. Por isso é vital fazer o que for possível para preservá-los. Nunca é tarde para começar.

Uma das melhores formas de ganhar músculos é fazer mais exercícios de resistência. Os exercícios de resistência são aqueles em que você utiliza seus músculos para levantar ou puxar em oposição a uma resistência. Pode ser com halteres ou utilizando elásticos extensores, que vêm em uma ampla variedade de tamanhos e forças. Mas eu prefiro algo que possa fazer em casa, ou quando estou na estrada, filmando, que não envolva nenhum equipamento. Então, em vez de utilizar halteres, eu faço agachamentos e flexões, onde utilizo o peso do meu próprio corpo para fazer com que meus músculos trabalhem. Além de ser simples de fazer, flexões e agachamentos são uns dos melhores exercícios para o cérebro e o coração.

Geralmente, eu começo fazendo de trinta a quarenta flexões. Pode parecer que eu estou me gabando, o que estou mesmo, mas cheguei neste número gradualmente. O que eu adoro nas flexões é que são uma forma fácil e muito eficiente de ganhar força na parte superior do corpo. Também gosto do fato de que consigo fazer muito mais repetições que a Clare (embora ela esteja me alcançando). O número de flexões também parece ser uma boa indicação da saúde cardíaca.

Em um estudo desenvolvido pela Harvard School of Public Health, pesquisadores solicitaram a mil bombeiros com 40 e poucos anos que fizessem o máximo de flexões que pudessem em um minuto.

Quando os mesmos homens foram avaliados dez anos depois, os que conseguiram fazer quarenta flexões ou mais no teste anterior tinham probabilidade de 96% a menos de terem tido um ataque cardíaco do que aqueles que conseguiram fazer apenas dez flexões ou menos. Infelizmente, não fizeram esse teste com mulheres, mas, de modo geral, uma mulher consegue fazer mais ou menos metade da quantidade de flexões que um homem, de acordo com a idade. Se um homem de 50 anos consegue fazer vinte, uma mulher deve fazer pelo menos dez.

Além das flexões, eu faço, pelo menos, trinta agachamentos assim que acordo todas as manhãs (agachamento é quando você dobra os joelhos como se fosse sentar em uma cadeira). Os agachamentos trabalham os maiores músculos do corpo provavelmente são o melhor exercício que alguém pode fazer. Como já mencionei, eles são bons não apenas para o corpo, mas para o cérebro também.

Damian Bailey é professor de fisiologia e bioquímica e diretor do Laboratório de Pesquisa Neuro vascular da Universidade do Gales do Sul. Ele me disse que qualquer forma de exercício é boa para o cérebro, mas descobriram que a ação de mover o corpo para cima e para baixo contra uma resistência (ou seja, o agachamento) parece ser especialmente eficiente em estimular o fluxo do sangue para uma parte do cérebro responsável pelo aprendizado e a memória (o hipocampo). É por isso que eu chamo esse movimento de exercício "inteligente".

Fazer agachamentos não só aumenta o fornecimento de sangue, mas também estimula a liberação de um hormônio chamado BDNF (sigla em inglês para Fator Neurotrófico Derivado do Cérebro), que encoraja o crescimento de novas células nervosas e conexões cerebrais. Pense nele como um fertilizante para o cérebro.

"Sabemos que, quando envelhecemos, o fluxo de sangue pelo hipocampo tende a diminuir, o que leva a um declínio cognitivo e neurodegeneração na velhice, e é claro que o exercício pode impulsionar o fornecimento de sangue para o cérebro, o que faz com que a área cresça", ele me disse.

"Entretanto, nosso trabalho mostra que os agachamentos também parecem desafiar o cérebro com um aumento e depois uma diminuição do fluxo de sangue. Esta ação de 'variação' estimula o revestimento interior das artérias que fornecem sangue ao cérebro, desencadeando a liberação de substâncias químicas que possibilitaram o crescimento cerebral."

Ele adicionou, "Estamos cada vez mais conscientes de que não é só a quantidade de fluxo de sangue dentro do cérebro, é a qualidade e a intermitência do fluxo que otimiza as 'boas moléculas' que entram no tecido cerebral e estimulam novas conexões e novas células".

Curiosamente, o trabalho do professor Bailey demonstra que os agachamentos têm um efeito de estimulação do cérebro mais poderoso do que uma caminhada ou corrida: "Identificamos que de três a cinco minutos de agachamentos três vezes por semana é mais eficiente para a saúde do cérebro do que uma corrida de trinta minutos três vezes por semana", diz ele. "É uma forma de treino intervalado para o cérebro — sem precisar perder o fôlego."

Como fã das flexões, fiquei feliz de saber que elas têm um efeito similar. "É a ação geral de mover a cabeça para cima e para baixo, trabalhar contra a gravidade, que parece beneficiar o cérebro", ele me contou.

E a boa notícia para os sedentários é que a pesquisa do professor Bailey mostra que mesmo as pessoas que raramente se exercitaram durante a vida ainda podem se beneficiar com os agachamentos e flexões, mesmo que comecem em uma idade mais avançada.

Então, por que não verificar se fazer flexões e agachamentos é uma Pequena Coisa que você pode iniciar? O segredo é começar aos poucos para evitar lesões. Se você tem um problema nas costas, pressão alta ou está debilitado, fale com o seu médico antes de encetar.

Nas páginas seguintes, eu descrevo como fazê-los, mas se tiver dúvida assista a um vídeo na internet. Você pode, obviamente ir a uma academia e buscar instruções de como fazê-los corretamente.

Clare e eu usamos "sair da cama" como gatilho para fazer os exercícios de resistência, mas você talvez prefira fazê-los em outros momentos. Um amigo meu usa "ferver a água para uma xícara de chá" como gatilho para fazer agachamentos e flexões, enquanto outra amiga faz os movimentos toda vez que vai ao banheiro (depois de ir, obviamente).

Não se preocupe se os exercícios inteligentes no início da manhã não servirem para você — há várias outras coisas que você pode experimentar e que vão lhe preparar para o dia. Como tomar um banho gelado.

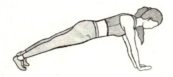

FLEXÕES

Comece com a opção mais fácil, de pé em frente a uma parede, pés firmes no chão, separados na largura dos quadris, braços esticados, palmas das mãos na parede na altura dos ombros. Agora, simplesmente flexione os braços e, mantendo as costas e as pernas retas, deixe que a parte superior do seu corpo se aproxime da parede; depois utilize os braços para se puxar de volta à posição inicial.

Você pode progredir para flexões nas costas de um banco ou mesa de trabalho e depois ir para o chão e fazer um movimento chamado de "meia flexão" onde, com os braços retos e as mãos diretamente abaixo dos ombros, faz a mesma ação de "flexão" a partir dos joelhos, e só tenta fazer a flexão completa (mantendo todo o corpo reto e os músculos abdominais para dentro) quando a flexão com o joelho ficar fácil.

AGACHAMENTOS

Com os pés separados na largura dos ombros e os dedos apontando para frente, abaixe-se lentamente como se estivesse prestes a se sentar em uma cadeira, mantendo o abdômen encaixado e as costas retas. Em seguida, contraia os glúteos e levante-se novamente.

Você pode começar apoiando as mãos em uma superfície ou nas costas de uma cadeira para ajudar a manter o equilíbrio e gradualmente aumentar a profundidade do agachamento conforme ganha flexibilidade.

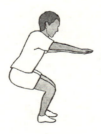

Pequenas coisas

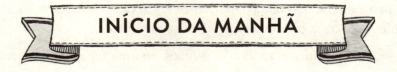

INÍCIO DA MANHÃ

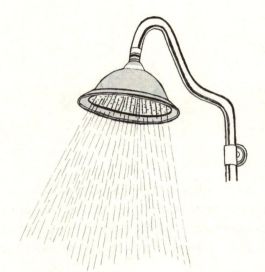

Banho gelado

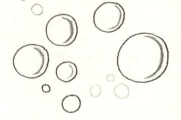

Como fazer: após o seu banho morno normal, ajuste a temperatura do seu chuveiro para a mais fria possível e respire lenta e continuamente por dez a sessenta segundos.

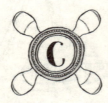

Preciso confessar, quando essa Pequena Coisa me foi apresentada pela primeira vez, fiquei horrorizado. Mas se menos de um minuto de desconforto por dia realmente ajudar a combater o estresse e reforçar o sistema imunológico, deve valer a pena experimentar, certo?

Ao invés de optar por entrar no banho gelado de cara, começo com um banho morno, me lavo, e depois desligo a água quente. A primeira vez que fiz isso foi um verdadeiro choque. Houve muita gritaria no banheiro e eu saí em menos de dez segundos. Melhorei com a prática. Hoje em dia, não há tanta hiperventilação e pulos e consigo ficar durante um minuto, mesmo no inverno. Mesmo assim, não sou tão calmo e controlado quanto a Clare, que parece feliz, serena e silenciosa mesmo com a água gelado batendo na cabeça. Um dos meus filhos, Daniel, que é um discípulo do Wim Hoff, o Homem de Gelo, desde quando o encontrou no YouTube, não só adora tomar um banho gelado todas as manhãs, mas também nada no rio Tâmisa no dia de Natal.

Assim como os banhos gelados, a natação em água gelada está se tornando cada vez mais popular, graças a alegações de que ela melhora seu humor, diminui o estresse, melhora a saúde cardiovascular e fortalece o sistema imunológico. Como isso acontece?

Bem, a primeira vez que você pula no mar durante o inverno ou toma um banho bem gelado, isso vai, certamente, desencadear uma resposta a esse estresse. Você vai começar a hiperventilar, o batimento cardíaco vai acelerar e seu corpo será inundado por adrenalina. O choque da água gelada vai gerar uma sobrecarga em seu sistema circulatório.

Mas se você continuar, o corpo irá se acostumar com o passar do tempo. Pesquisas mostram que são necessárias seis imersões em água gelada para diminuir a resposta do corpo pela metade — o batimento cardíaco não sobe tanto, sentimos menos pânico.

A ideia é que passar por esse pequeno estresse da imersão em água gelada repetidamente fará com que você consiga lidar com outros fatores de estresse também.

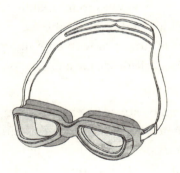

Embora boa parte da pesquisa ainda seja muito recente, Mike Tipton, que é professor de psicologia humana e aplicada no Laboratório de Ambientes Extremos da Universidade de Portsmouth, acredita que essa adaptação cruzada pode explicar alguns dos benefícios da imersão em água gelada. Ele mostrou, por exemplo, que expor as pessoas ao estresse de um banho gelado faz com que elas consigam tolerar melhor as grandes altitudes e ele acredita que esse mecanismo de sobrevivência cruzado também explica por que as pessoas que regularmente nadam em água gelada com frequência percebem que isto ajuda na saúde mental.

"Evidência anedótica", ele disse, "é a forma mais fraca de evidência, mas sabemos que há literalmente milhares de pessoas que dizem que nadar na água gelada melhorou seu humor e ânimo. Fizemos um estudo de caso com uma pessoa que teve depressão pós-parto. Ela passou por um programa de habituação ao frio, que envolvia a imersão em água gelada. De uma pessoa extremamente infeliz, ela passou a estar mais feliz do que já havia estado há anos. Um ano depois, ela ainda fazia natação na água gelada, praticamente não toma remédios e está livre da depressão". Este estudo de caso em particular foi publicado no *British Medical Journal*.

Aprender a lidar com o estresse da imersão em água gelada também pode explicar por que tomar banhos gelados ajuda a combater infecções. Em um grande estudo, realizado nos Países Baixos nos meses de inverno, 3018 voluntários, com idade entre 18 e 65 anos e nenhuma experiência prévia de banhos gelados regulares, foram aleatoriamente atribuídos para tomar um banho quente ou frio todas as manhãs, por um mês. O estudo descobriu que quem tinha tomado banho frio precisou faltar ao trabalho por estar 30% menos doente do que o grupo de controle.

Finalmente, a imersão em água gelada parece ter um efeito anti-inflamatório, o que é importante se considerarmos que muitas das doenças modernas que nos afetam — Alzheimer, diabetes tipo 2, doenças cardíacas, depressão — têm sua raiz na inflamação crônica.

Então, se você quiser fazer da imersão em água fria a Pequena Coisa que gostaria de experimentar, como deve fazer? Primeiramente, seria uma boa ideia se aclimar à exposição ao frio começando com breves banhos gelados. Recomendo que você inicie com um banho morno seguido por um banho gelado de dez segundos, e só depois aumente sua exposição gradualmente.

Felizmente, não é necessário passar muito tempo debaixo da água fria para colher os benefícios (de fato, ficar muito tempo pode ser contraprodutivo). O professor Tipton me falou que o importante é ficar por tempo suficiente até controlar a respiração. No estudo holandês, não foi encontrado nenhum benefício específico em permanecer por mais de um minuto.

Se você estiver planejando passar dos banhos gelados para a natação em água gelada, experimente ir com um amigo ou entrar em um clube (existem muitos por aí). E verifique antes com o seu médico se você tem algum problema de saúde, pois ficar no frio pode ser uma faca de dois gumes.

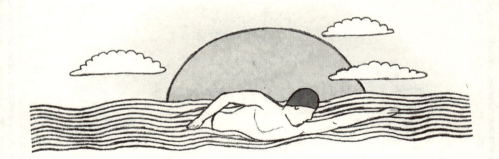

Pequenas coisas

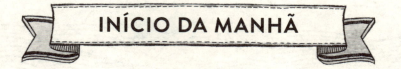

INÍCIO DA MANHÃ

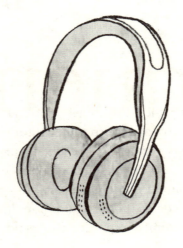

Cante

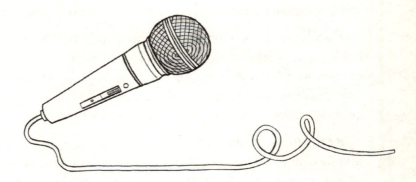

Como fazer: cante em voz alta cinco minutos por dia

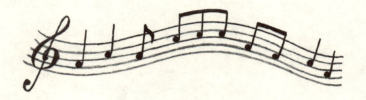

Quando estou tomando meu banho gelado frequentemente começo a cantar, em voz alta. Não por ser um bom cantor — mal consigo manter uma afinação — mas porque isso me ajuda a passar pelos primeiros dolorosos vinte segundos. Em geral, recomendo que você comece a cantar, no banheiro ou em qualquer lugar, pois pesquisam mostram que é uma ótima forma de melhorar o humor, reduzir a ansiedade e até aliviar a dor. E, principalmente, porque é divertido.

Um motivo pelo qual cantar faz com que nos sintamos bem e nos dá um "ânimo" natural é porque estimula nossos endocanabinoides. Eles são substâncias químicas naturalmente produzidas pelo corpo e que têm uma estrutura muito similar às substâncias encontradas no cânhamo; em alta concentração podem ter efeito de melhorar o humor.

Há alguns anos, participei de um estudo na Universidade de Nottingham no qual pedimos a um grupo de mulheres de meia-idade, que cantam juntas como parte do Coral de Rock de Derbyshire and Nottinghamshire, que realizassem algumas atividades diferentes para ver qual delas aumentava mais o nível de endocanabinoides.

Realizamos exames de sangue nelas antes e depois de pedalar em grupo, cantar em um coral, participar de uma aula de dança e fazer uma atividade "entediante" (o grupo de controle), que envolve sentar-se e ler o manual de instruções de uma lava-louças.

Todas as atividades, exceto pela leitura do manual de instruções, surtiram certo efeito, mas a sessão de trinta minutos de cantoria foi a que mais aumentou os níveis de endocanabinoides no sangue, em incríveis 42% (o dobro da pedalada!). E, felizmente, não é necessário ser um bom cantor para aproveitar os benefícios.

A Dra. Daisy Fancourt é professora adjunta de psicobiologia e epidemiologia na Faculdade Universitária de Londres. Ela acredita que há algo muito especial em cantar: "É um comportamento que está conosco há dezenas de milhares de anos e que sempre teve um papel importante na evolução humana", ela me disse. "Estudos antropológicos mostram que cantar faz parte da criação de grupos, comunicação, rituais de cura e expressões coletivas de emoção, e o fato de acontecer em culturas por todo o mundo sugere que tenha benefícios intrínsecos para os seres humanos."

De acordo com a Dra. Fancourt, os benefícios vêm de diferentes componentes do cantar: há o prazer de estar imerso na música, a fisicalidade da respiração e o fato que essa geralmente é uma atividade social. "Cantar parece ativar tantos sistemas diferentes que pode ter múltiplos efeitos simultaneamente", diz ela.

Os estudos realizados pela sua equipe na UCL demonstraram que uma única sessão de cantoria pode levar a melhoras no humor e reduções mensuráveis no estresse e na inflamação. A equipe também mediu progressos na função pulmonar em pessoas que têm doenças pulmonares e na memória em pessoas com demência, assim como notáveis reduções na pressão arterial e tensão muscular e sentimentos de solidão. Além disso, os estudos da UCL demonstraram que se matricular em programas de canto leva a reduções significativas na depressão pós-parto em poucas semanas.

Estudos mostram que o efeito natural do endocanabinoide que temos através do canto também ajuda com o alívio da dor. Quando participei de um desses estudos, um voluntário me disse que cantar era melhor do que todos os medicamentos do mundo.

Logo, por que não tentar cantar? Pesquisas da Academia Britânica de Terapia Sonora mostram que cantar "músicas positivas" (qualquer música da qual você goste) por mais de cinco minutos por dia é suficiente para melhorar seu humor. Siga o conselho da Dra. Fancourt e faça do canto um hábito diário, associando-o a outra atividade, como tomar banho ou fazer o café da manhã. Ou melhor, entre em um coral.

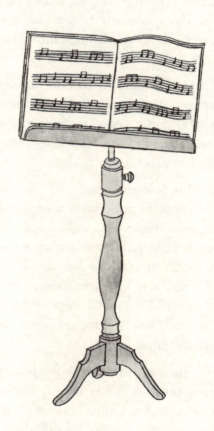

Estudos mostram que o efeito natural do endocanabinoide que temos através do canto também ajuda com o alívio da dor. Quando participei de um desses estudos, um voluntário me disse que cantar era melhor do que todos os medicamentos do mundo.

Pequenas coisas

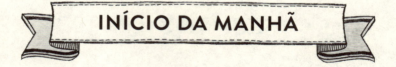
INÍCIO DA MANHÃ

Medite

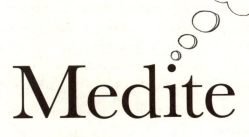
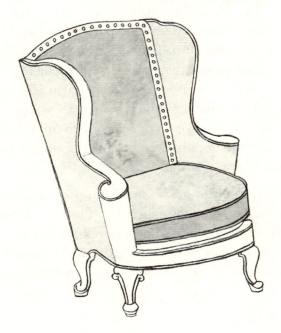

Como fazer: pratique a meditação com atenção plena por dez minutos todos os dias.

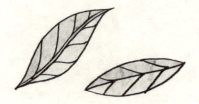

Muitos de nós passam pela vida com pensamentos negativos e críticos percorrendo a mente, todos competindo por nossa atenção. Esses constantes devaneios mentais podem levar a uma espiral de exageros na alimentação, autodepreciação, depressão e insônia. Dizer "Recomponha-se" raramente funciona. Mas é *possível* combater estes pensamentos negativos praticando a meditação com atenção plena. Em vez de ficarmos obcecados, podemos olhar para nós mesmos e nossos pensamentos de uma maneira mais racional e menos crítica.

A meditação com atenção plena é uma versão moderna da ancestral prática da meditação. A boa notícia é que você não precisa ser religioso ou ir para um retiro em um monastério tibetano para praticá-la. O que você vai tentar fazer é passar um curto período focando sua atenção no momento presente, todos os dias, em vez de se preocupar com o passado ou fazer planos para o futuro. Não é necessário ignorar os pensamentos e sentimentos, que inevitavelmente surgirão; você só precisa perceber e aceitá-los, sem se engajar com eles. Acho útil imaginar os pensamentos e sentimentos negativos como folhas caindo em um riacho, cuja presença você nota, mas que logo se vão.

A meditação com atenção plena foi desenvolvida por um cientista cognitivo chamado Jon Kabat-Zinn nos anos 1970. Ele tinha interesse em utilizar práticas inspiradas no budismo para reduzir o estresse e estudar seus benefícios através da pesquisa científica. Desde os anos 1970 já houve mais de 8 mil estudos envolvendo a meditação com atenção plena.

Os benefícios comprovados cientificamente são muito difundidos e impressionantes.

Exames de imagem cerebral demonstraram que a atenção plena pode aumentar a densidade da massa cinzenta em áreas do cérebro envolvidas na regulação das emoções, aprendizado e memória. Com apenas seis semanas de prática diária já é possível notar melhoras na insônia, fatiga e depressão além de redução da ansiedade e estresse. Esta redução no estresse está relacionada com os estudos da regulação dos níveis de açúcar no sangue.

A Dra. Sara Lazar é professora adjunta em psicologia na Faculdade de Medicina de Harvard e especialista em neurociência da meditação. Seus estudos demonstram que praticar a atenção plena regularmente pode modificar as áreas do cérebro ligadas ao medo e outras emoções fortes.

"Vimos que a amídala — a principal área de 'luta ou fuga' do cérebro — diminui", ela disse. "Quanto menor ela se torna, menos estresse as pessoas relatam. Apesar de o exercício físico ser bom para reduzir o estresse, ele não pode mudar o formato da amídala da mesma forma."

Seus estudos demonstram que a prática regular da atenção plena pode reduzir a percepção de dor e melhorar a memória. "Descobrimos que a prática da atenção plena pode acionar mudanças positivas no hipocampo — a parte do cérebro que cuida da memória e atenção. Esta parte naturalmente sofre um declínio com o passar dos anos, mas a atenção plena parece dar-lhe um impulso", ela afirma.

Nos estudos da Dra. Lazar, os voluntários praticaram todos os dias por quarenta minutos ao longo de oito semanas, mas ela diz que é possível obter com benefícios com dez a quinze minutos de prática algumas vezes por semana.

Quanto mais você pratica, mais fácil a meditação se torna, assim você finalmente conseguirá acionar os benefícios calmantes do modo de atenção plena sempre que precisar (o que geralmente acontece quando sua mente está mais ativa).

Experimente este exercício simples.

RESPIRAÇÃO COM ATENÇÃO PLENA

Separe um tempo todos os dias para fazer isso. Não é necessário que seja de manhã, algumas pessoas preferem realizar à tarde ou à noite — faça o que for mais adequado para você.

Sente-se em uma cadeira confortável, em um cômodo onde não seja interrompido. Repouse as mãos nas pernas, suavize a sua visão ou feche os olhos e durante os próximos minutos tente focar sua respiração.

Perceba a forma como o ar entra pelo nariz e como o seu abdômen sobe e desce. Se ajudar, conte as suas respirações de dez em dez.

Perceba o peso das mãos nas pernas e a sensação dos pés no chão. Quando seus pensamentos retornarem às preocupações do dia, o que vai acontecer, tente gentilmente levar o seu foco à respiração novamente.

Imagino minha mente como um cavalo selvagem que não gosta de ser aprisionado desta forma. No começo, vai perceber que o cavalo quer fugir constantemente. Tente trazê-lo de volta para a respiração e o momento presente. Com o passar do tempo, o cavalo acostumará.

Talvez seja mais fácil, principalmente no começo, entrar em um grupo ou baixar um aplicativo de atenção plena, como o Calm ou o Headspace. Se você usar os aplicativos, eles provavelmente recomendarão que você comece com apenas dois minutos por vez, até chegar a dez minutos ou mais.

Minha irmã, Susie Stead, e meu cunhado, Tim Stead, dão aula de atenção plena no renomado Oxford Mindfulness Center. Estas são duas das sugestões de outras formas de incorporar a atenção plena na sua rotina.

MOMENTOS DE ATENÇÃO PLENA

Quando você acordar de manhã, ajuste o alarme do telefone para um horário aleatório do dia. Quando o alarme disparar, pare o que está fazendo e olhe a sua volta. Perceba onde você está, quem está ao redor e quais pensamentos se passavam pela sua cabeça quando o alarme disparou. Pergunte-se como está o seu humor. Como está se sentindo? Verifique o seu corpo. Como está o seu joelho? Pense no que gostaria fazer — não o que sempre faz, algo diferente talvez. O objetivo deste exercício é chacoalhar a sua rotina normal e fazer com que você compreenda que tem escolhas.

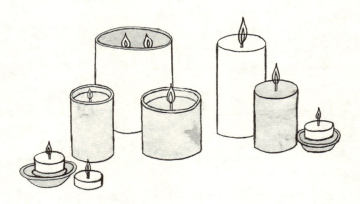

ATENÇÃO PLENA NA NATUREZA

Saia de casa, vá a um parque, floresta ou campo. Encontre uma árvore interessante ou algumas flores e olhe para elas. Realmente olhe, com atenção. Você não precisa saber o nome da árvore ou flor; apenas passe um tempo admirando suas cores, padrões, a forma como elas crescem. Ao fazer isto, sua mente vai divagar. Você vai começar a pensar no que precisa fazer ou o que vai comer na próxima refeição. Tente voltar seu pensamento à flor. Só por alguns minutos.

NOTA: A atenção plena pode fazer com que memórias antigas retornem de forma inesperada, por isso se tiver histórico de trauma, busque a orientação de um bom profissional de saúde mental.

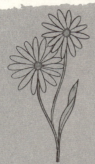

Quanto mais você pratica, mais fácil a meditação se torna, assim você finalmente conseguirá acionar os benefícios calmantes do modo de atenção plena sempre que precisar (o que geralmente acontece quando sua mente está mais ativa).

Pequenas coisas

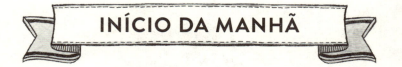

INÍCIO DA MANHÃ

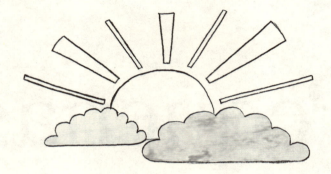

Caminhada matinal

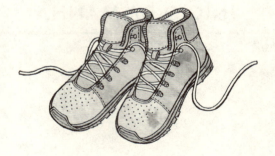

Como fazer: saia todas as manhãs para uma caminhada rápida até duas horas depois de acordar.

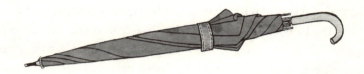

Guardei a melhor Pequena Coisa para o final desta seção — realizar uma caminhada no início da manhã. É algo que eu recomendo muito — é surpreendentemente transformador. Acredite ou não, sair de casa cedo — uma ou duas horas depois de acordar — pode melhorar o seu sono, humor, condicionamento físico e reduzir o risco de problemas cardíacos e diabetes.

Eu amo as caminhadas matinais. Mesmo quando está frio e úmido, ainda vou caminhar de botas e guarda-chuva. Sair cedo (até duas horas após acordar) significa que você terá os benefícios não apenas do exercício, mas também da exposição a luz natural. E se for caminhar em um espaço verde, como um bosque ou parque, melhor ainda. Leve seu cachorro também. Você e ele apreciarão o passeio.

A primeira coisa que noto, quando saio com nossa cadela Tari, latindo empolgada aos meus pés, é a claridade. Os níveis de claridade do lado de fora são até dez vezes maiores que dentro de casa, e quando essa luz atinge os sensores na parte de trás dos olhos, envia uma mensagem a uma parte do cérebro chamada hipófise, ordenando que ela pare de produzir o hormônio da melatonina. Esta é conhecida como "o hormônio da escuridão", pois o aumento dos seus níveis, à noite, nos ajuda a dormir.

Além de nos acordar, a luz forte do lado de fora ajuda a regular nosso relógio interno, o que possibilita a ajuste do apetite, humor, da temperatura corporal e de vários outros processos corporais importantes. Esta regulação do relógio interno também significa que ao final do dia, quando formos para a cama, estaremos prontos para dormir.

Estudos mostram que quanto mais cedo for a sua exposição à luz intensa, maior é o impacto na qualidade e quantidade de sono. Em um estudo realizado em 2017, foi solicitado a trabalhadores de escritório que usassem dispositivos que mediam a luz por uma semana no verão e depois durante o inverno. Eles também mantiveram um registro de sono e preencheram questionários sobre seu humor.

Os pesquisadores descobriram que as pessoas que se expuseram a mais claridade durante o horário da manhã dormiram mais rápido e tiveram menos interrupções do sono durante a noite. Eles também apresentaram menos relatos de sentimentos de depressão e estresse.

Uma curta caminhada de manhã pode ser uma ótima forma de melhorar o seu humor se, assim como eu e muitas outras pessoas, você sofre de transtorno afetivo sazonal (TAS), conhecido também como tristeza de inverno. Durante os longos meses de inverso, tendemos a passar mais tempo dentro de casa e a nos expor menos à luz do dia, o que pode dessincronizar nosso ciclo circadiano. A exposição à luz do dia também ativa a liberação de um neurotransmissor chamado serotonina, um estimulante natural que é mais baixo em pessoas que sofrem de TAS.

Em condições ideais, é preciso passar trinta minutos fora de casa para obter os benefícios completos. Se você não tem tempo para uma caminhada tão longa ou mora em um lugar onde as manhãs são escuras e cinzentas, pode investir em uma lâmpada para terapia de luz, que emita pelo menos 10 mil lux (a luz de interiores típica emite cerca de 200 lux). Utilizo a minha durante o inverno e deixo ela ao meu lado quando estou tomando café da manhã ou trabalhando no computador.

Entretanto, se puder, tente encaixar uma caminhada. Além de se expor a muita luz, qualquer caminhada — curta ou longa, rápida ou lenta — fortalecerá os músculos e ossos, reduzir dores musculares e nas juntas, queimar algumas calorias e aumentar os níveis de energia.

E se você quiser deixar sua caminhada ainda melhor, é só acelerar até chegar no ritmo que usaria se estivesse com pressa para chegar a algum lugar. Em uma caminhada acelerada, você vai andar cerca de cem passos por minuto, o que será mais fácil se estiver escutando músicas com uma batida compatível (veja o quadro na página a seguir). Você pode até encaixar outra Pequena Coisa cantando junto.

A caminhada acelerada não só vai melhorar seu condicionamento físico, comparada a um passeio mais calmo, como também pode estender seu tempo de vida. Um estudo da Universidade de Ulster realizado em 2018 analisou os hábitos de caminhada de 50 mil pessoas e descobriu que aqueles que faziam caminhadas aceleradas tinham 24% menos chance de morrer durante o tempo do estudo em comparação com as pessoas que relatavam caminhar devagar.

Caminhar rapidamente aumenta o batimento cardíaco, o que exige mais trabalho do sistema cardiovascular, mantendo assim o condicionamento físico e ajudando a baixar a pressão arterial. Por isso, as pessoas que caminham rápido têm 21% menos risco de morte por doença cardíaca do que as pessoas mais sedentárias.

Se uma caminhada de trinta minutos não for uma meta realista, experimente dividir o tempo de caminhada em três partes de dez minutos. Isto não só interromperá o tempo que você passa sentado, mas também dará um pequeno impulso ao seu metabolismo, mantendo-o acelerado durante todo o dia.

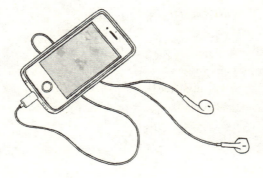

ENTRE NO RITMO

Em uma caminhada acelerada, você dará cerca de cem passos ou "batidas" por minuto. Se você tiver um serviço de streaming de músicas, procure por canções que tenham ritmo de 100bpm para criar sua própria playlist, mas para começar experimente escutar estes clássicos populares:

Beyoncé – Crazy in Love
Shakira – Hips Don't Lie
Lynyrd Skynyrd – Sweet Home Alabama
KT Tunstall – Suddenly I See
Maroon 5 – She Will Be Loved
Stevie Wonder – Superstition
ABBA – Dancing Queen
Imagine Dragons – On Top of the World
U2 – I Still Haven't Found What I'm Looking For
Prince – Let's Go Crazy
Tears for Fears – Shout
Wilson Phillips – Hold On

ANTES OU DEPOIS DO CAFÉ DA MANHÃ?

Para ser sincero, isso depende muito do que funciona para você. Se tomar café da manhã, uma caminhada acelerada em seguida ajudará você a queimar um pouco do açúcar e da gordura que ficariam no seu sistema. Por outro lado, uma caminhada em jejum (caminhar com o estômago vazio) pode ajudar o corpo a entrar no modo de queima de gordura.

Pequenas coisas

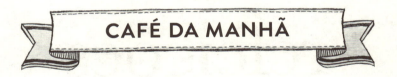

CAFÉ DA MANHÃ

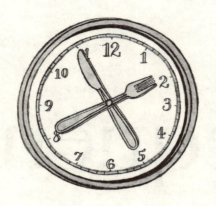

Altere o horário das refeições

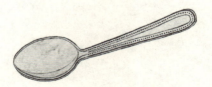

Como fazer: tome o seu café da manhã uma hora mais tarde do que de costume e faça a sua última refeição pelo menos três horas antes de ir para a cama.

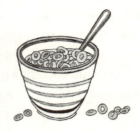

Ao acordar de manhã, você pode ser o tipo de pessoa que deseja tomar o café da manhã logo e sair de casa. Ou pode ser do tipo que não vê problema em esperar um pouco para comer (muitas pessoas não sentem fome ao acordar).

Um bom motivo para atrasar o café da manhã, caso não esteja esfomeado, é que você estenderá o jejum da noite (isto é, quanto tempo se passou desde a última refeição).

Essa extensão do jejum noturno é conhecida como alimentação com restrição de tempo (TRE) e é baseada em pesquisas que mostram os múltiplos benefícios para a saúde ao tomar o café da manhã um pouco mais tarde e jantar um pouco mais cedo (e, claro, não petiscar nada depois!). O TRE é uma forma muito popular de jejum intermitente e é conhecido às vezes como 16:8 ou 14:10.

O 16:8 é a versão mais avançada do TRE, que envolve jejuar por dezesseis horas e só comer dentro de uma janela de oito horas. Pode ser mais eficiente, porém é mais difícil de manter. Pessoalmente, eu acho que qualquer um que consiga fazer um jejum de mais de doze horas já está indo bem, especialmente porque muitos de nós têm o hábito de comer do momento em que acordamos de manhã até a hora em que vamos dormir à noite, quando fazemos um lanche ou tomamos um copo de leite.

A ideia de restringir os horários dentro dos quais fazemos as refeições não é nova. Há mais de 2 mil anos, o Buda defendia a prática de não comer após o meio-dia, pois dizia que isto fazia bem à sua saúde. Agora, a ciência moderna sugere que o Buda poderia estar correto.

A primeira vez que descobri a ciência por trás do TRE foi em 2012, quando escrevi um livro chamado *The Fast Diet* [A Dieta do Jejum, em tradução livre], que fala sobre as várias formas diferentes de jejum e restrição calórica. Como expliquei na introdução, o livro foca uma abordagem nova que eu estava testando, a denominei de 5:2 (onde a pessoa reduz o consumo de comida dois dias por semana e, nos outros, come normalmente), mas também pesquisei a ciência do TRE. Naquela época, o cientista mais proeminente que trabalhava com TRE era o professor Satchin Panda do Instituto Salk, na Califórnia. Ele havia publicado recentemente um estudo onde selecionaram dois grupos de ratos e os alimentaram com uma dieta rica em gorduras. Ambos os grupos de ratos comeram a mesma quantidade, mas um deles poderia comer quando quisesse, enquanto o outro grupo poderia se alimentar apenas durante um período de oito horas.

Após cem dias, algumas diferenças drásticas entre os dois grupos surgiram. Os ratos que haviam comido livremente apresentaram níveis de colesterol e açúcar no sangue muito mais elevados e haviam ganhado mais peso (28% mais) do que os ratos que jejuaram dezesseis horas por dia.

Desde então, diversos estudos em humanos foram realizados, demonstrando que estender o jejum da noite e comer em uma janela de tempo mais curta pode reduzir a pressão arterial e os níveis de colesterol, ajudar na perda de peso, melhorar o sono, reduzir o risco de desenvolver diabetes tipo 2 e até retardar o processo de envelhecimento do cérebro.

Como o professor Panda demonstrou, boa parte destes benefícios vêm do nosso relógio interno, que controla nosso ciclo circadiano — o processo que regula o ciclo de dormir e acordar. Comer tarde da noite, quando o corpo está se preparando para dormir, pode desregular o organismo. Também significa que a gordura e o açúcar que acabamos de consumir ficará em nossa corrente sanguínea por muito mais tempo do que se tivéssemos comido mais cedo, o que é uma má notícia para o coração e tem o potencial de perturbar o sono.

O professor Panda me contou que segue a abordagem 14:10, tópico de muitas pesquisas. O padrão de alimentação favorito dele é tomar o café da manhã por volta das 8h da manhã (cerca de duas horas após acordar) e comer a última refeição com sua família por volta das 20h, o que resulta em catorze horas de jejum noturno.

Recentemente, entrevistei uma, também, pesquisadora de referência do Instituto Salk, a Dra. Emily Manoogian, que é especialista em relógio biológico e ciclo circadiano. "*O que* e *quanto* comemos sempre será importante, mas agora sabemos que *quando* comemos é um terceiro componente importante para a boa nutrição", ela afirmou.

A Dra. Manoogian concorda que se alimentar a toda hora durante o dia e a noite, como tantas pessoas fazem, interrompe o ciclo circadiano natural do organismo, cuja vontade é que o corpo esteja ativo durante o dia e adormecido durante a noite.

"Durante o sono, seu corpo deve estar em um estado de descanso e reparo, mas se você for para a cama após se alimentar durante toda a noite, seu corpo terá que se concentrar na digestão." ela afirma. "Você poderá elevar os níveis de glicose no sangue durante a madrugada, o que aumentará o risco de diabetes."

"Essa interrupção crônica no organismo leva a taxas mais elevadas de doenças e ganho de peso, pressão alta e inflamação. Mas, ao restringir a janela de tempo na qual comemos, podemos dar um poderoso suporte ao nosso ciclo circadiano, e isso pode ajudar muito no melhor funcionamento do corpo."

Como bônus, o TRE pode levar a uma modesta perda de peso — principalmente porque cortamos os lanchinhos noturnos. E já que o corpo não precisa digerir um monte de comida tarde da noite, seu sono também pode melhorar. Na verdade, nos estudos da Dra. Manoogian descobriu-se que ao parar de comer três horas antes de ir para a cama, é possível dormir melhor e acordar se sentindo mais descansado no dia seguinte.

Ela recomenda que incorporemos o TRE como parte de um estilo de vida saudável, independentemente do seu estado de saúde atual, e sugere escolher uma janela de alimentação entre oito e dez horas que funcione melhor para você, que consiga manter tranquilamente todos os dias da semana.

O ideal, ela afirma, é começar sua janela de uma a duas horas após acordar de manhã e terminá-la de três a quatro horas antes de ir para a cama. "Se possível, tente comer a maior parte das calorias na primeira metade do dia e, para melhores resultados, busque experienciar uma noite de sono de oito horas consistentes à noite", acrescenta ela.

Fora da janela de alimentação, enquanto estiver realmente "jejuando", ela recomenda ingerir apenas água — quente ou fria. "Leite definitivamente não", ela diz. "Alguns testes clínicos aceitam chá e café, mas há um debate sobre como a cafeína afeta a regulação da glicose, então, se possível, quando estiver fora da sua janela de alimentação, beba somente água quente ou fria."

Pedi a Steph que testasse o TRE.

ESTUDO DE CASO

Steph

"Sempre tomei o café da manhã às 8h e costumava petiscar o dia todo, comendo biscoitos em frente à TV até as 22h30. Mas ao estender as minhas nove horas de 'jejum' para catorze horas, tive que pular o café da manhã e recusar os lanches noturnos. Confesso que o maior desafio foi parar de comer às 19h. Poder comer chocolate durante a minha janela de alimentação ajudou, mas ainda trapaceio às vezes. A maior mudança foi mudar o horário da minha refeição principal para as 14h todos os dias — funciona muito bem, não sinto mais fome tampouco fico procurando algo para comer quando chego do trabalho às 17h."

Há mais de 2 mil anos, o Buda defendia a prática de não comer após o meio-dia, pois dizia que isto fazia bem à sua saúde. Agora, a ciência moderna sugere que o Buda poderia estar correto.

Pequenas coisas

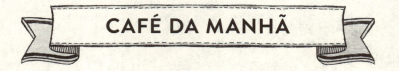

CAFÉ DA MANHÃ

Beba água

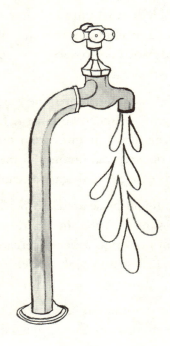

Como fazer: tente tomar um copo de água em todas as refeições.

Para muitos de nós, é comum tomar uma xícara de chá ou café assim que acordamos. Sem dúvida, ambos são reanimadores, mas é melhor esperar a hora do café da manhã para ingerir cafeína (ver página 76). Em vez disso, por que não tentar tomar um grande copo de água? Estudos mostram que se manter bem hidratado pode melhorar a atenção e ajudar com a resolução de problemas; além de melhorar a performance física, ajudar a manter a calma e poder melhorar o humor.

Nosso corpo tem composição de 60% de água e nosso cérebro tem 90%, por isso não é surpresa que a água tenha um papel central em nossas vidas. Precisamos de água para hidratar a pele, para a digestão e para que os rins possam eliminar toxinas. Também é importante repor a água que perdemos com o suor, especialmente durante uma atividade física ou se estiver calor.

A água é tão crucial para o cérebro que perder 1% ou 2% dela é suficiente para prejudicar a função cognitiva. É por esse motivo que estudos sobre reidratação mostram que tomar mais água leva a melhoras tanto na memória operacional quanto na memória de curto prazo e pode reduzir dores de cabeça significativamente.

Beber mais água também pode ajudar a perder peso. Em um estudo recente, dois grupos adotaram a mesma dieta para perda de peso, mas um dos grupos foi instruído a beber cerca de meio litro de água antes de cada refeição. Este grupo acabou consumindo menos calorias e perdeu mais peso.

Então, como decidir quando e quanto beber? Algumas pessoas sugerem que a sede é o sinal mais óbvio, mas como Stuart Galloway, professor de fisiologia do exercício na Universidade de Stirling, me disse, não devemos nem sentir sede.

"Quando você percebe que está com sede, a quantidade de fluido provavelmente já caiu para 1% ou 2% da sua massa corporal, o que é muito baixo", ele afirma. "Neste nível, a desidratação pode afetar suas habilidades físicas e suas faculdades mentais, assim como o humor, e induzir a uma sensação de fatiga."

O professor Galloway recomenda seguir as orientações europeias de tomar cerca de dois litros de água por dia para os homens e 1.6 litros para as mulheres: "Como guia, utilize a cor da urina (deve ser um amarelo bem claro) e o número de vezes que vai ao banheiro", acrescenta ela. "Procure ir ao banheiro seis ou sete vezes por dia — caso a quantidade de vezes se resuma a três ou quatro, provavelmente não está tomando água o suficiente."

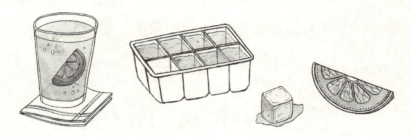

Então, além dos "cinco por dia" (a quantidade de frutas e verduras que devemos consumir diariamente), aqui vai outro número para se lembrar "sete por dia": a frequência que devemos ir ao banheiro em um período de 24 horas.

"Você pode tomar chá e café como parte da ingestão de líquidos, mas, a partir da quinta xícara de café, a cafeína pode passar a ter um efeito diurético", ele avisa.

Tomar um copo de água em cada refeição lhe ajudará a atingir a meta de ingestão diária de líquidos e garantir que você se mantenha hidratado durante o dia. Para mim, a água é ótima. Não contém calorias, é de graça e deliciosa (especialmente gelada, com uma fatia de limão).

Beber mais água também pode ajudar a perder peso. Em um estudo recente, dois grupos adotaram a mesma dieta para perda de peso, mas um dos grupos foi instruído a beber cerca de meio litro de água antes de cada refeição. Este grupo acabou consumindo menos calorias e perdeu mais peso.

Pequenas coisas

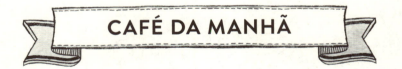

CAFÉ DA MANHÃ

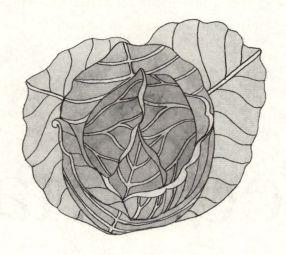

Coma bactérias

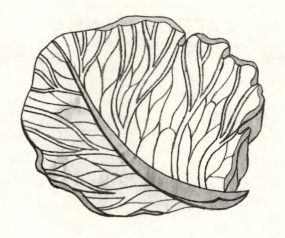

Como fazer: experimente comer chucrute ou outras comidas fermentadas, como kimchi ou kefir.

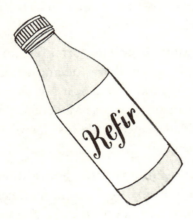

Caso você decida se tomará ou não o café da manhã mais tarde (ou se pulará essa refeição), a grande questão é: o que comer? Nos tempos vitorianos, a classe média comia peixe, ovos e carne no café da manhã, enquanto os pobres comiam mingau de aveia. E então, em 1894, o Dr. John Harvey Kellogg e seu irmão, William Keith, começaram a fabricar e promover os flocos de milho (aos quais mais tarde adicionaram açúcar) como uma opção saudável para começar o dia.

O Dr. Kellogg, um proeminente eugenista que defendia a esterilização de "pessoas mentalmente defeituosas", também acredita que comer flocos de milho drenaria a energia sexual dos jovens e os impediria de se masturbar, uma atividade terrível que ele afirmava causar câncer do colo do útero, doenças urinárias, impotência, epilepsia, insanidade e até morte. "Tal vítima", ele escreveu, "literalmente morrer pelas próprias mãos."

Não sou fã de cereais matinais, pois muitos deles têm 35% ou mais de açúcar. Prefiro arenque, mingau com amêndoas tostadas ou ovos no café da manhã. Ovos são uma grande fonte de proteína e mantêm a saciedade por mais tempo. E com os ovos eu geralmente como uma porção de chucrute roxo caseiro.

Acho que o repolho em conserva realmente realça o sabor cremoso dos ovos, mas também gosto de comer chucrute porque ele está cheio de bactérias benéficas.

A fermentação é uma excelente forma de conservação de comida que tem sido utilizada por milhares de anos. Recentemente, as comidas fermentadas se tornaram tendência por causa das várias declarações sobre seus benefícios para a saúde, como perda de peso e fortalecimento da imunidade, apenas alguns dos benefícios que já foram testados cientificamente.

O certo é que, nos últimos anos, houve uma onda de pesquisas sobre o microbioma intestinal — as milhares de espécies de micróbios diferentes que vivem no seu intestino e que têm um profundo impacto na sua saúde. O microbioma intestinal é composto por cerca de 100 trilhões de micróbios — uma mistura de bactérias, vírus e fungos. Juntos, eles pesam até dois quilos — mais do que o cérebro. São mais ou menos metade das células do corpo, ou seja, somos metade humanos e metade microbioma.

De fato, um cientista certa vez estimou que, como as fezes são amplamente compostas de bactéria, toda vez que esvaziamos nossas entranhas nos tornamos — brevemente — um pouco mais humanos do que micróbios.

O microbioma intestinal (ou flora intestinal) é como uma floresta complexa; abriga uma rica diversidade de vidas, todas lutando por sobrevivência. Alguns destes micróbios intestinais parecem ser bons para a saúde; outros nem tanto.

Sabemos que o microbioma pode influenciar nosso sistema imunológico e alterar a atividade de algumas coisas, como nossas células exterminadoras naturais, uma parte vital das defesas do corpo. Algumas delas são muito hábeis em transformar a fibra da nossa dieta em compostos anti-inflamatórios, que são extremamente benéficos porque a inflamação crônica leva a condições como a diabetes tipo 2, doenças cardíacas e demência.

Mas, talvez, a descoberta mais surpreendente seja a ligação entre o intestino e o cérebro. Aparentemente, certos micróbios do intestino impactam o nosso humor. Existe até uma nova palavra para descrever estes micróbios: psicobióticos.

A Dra. Kirsten Berding Harold é uma nutricionista e especialista em microbioma da Faculdade Universitária de Cork. Ela me disse que, provavelmente, os efeitos positivos na saúde mental são resultados das ações anti-inflamatórias destes micróbios.

Um de seus estudos mais recentes demonstrou que passar uma dieta cheia de grãos integrais, legumes e verduras, além de duas ou três porções de kefir (uma forma de leite fermentado azedo), chucrute ou kimchi (uma versão coreana do chucrute) para os voluntários todos os dias resultou em níveis de estresse reduzidos e melhoras nas pontuações de humor em apenas quatro semanas.

No momento, a Dra. Berding Harold e sua equipe estão explorando o uso de uma dieta que seja favorável à saúde do intestino como terapia suplementar para pessoas depressivas que apresentem resistência ao tratamento.

Mas não espere milagres instantâneos com uma colherada de chucrute. A Dra. Berding Harold recomenda a adoção de uma dieta composta por alimentos integrais e livre de alimentos que tenham efeito tóxico nas bactérias do estômago (como comidas processadas ricas em gordura, sal e açúcar), e, em seguida, comer alimentos fermentados. A propósito, introduzir alimentos fermentados na dieta pode resultar em gases, então comece devagar!

COMO AUMENTAR A QUANTIDADE DE BACTÉRIAS BOAS

Você pode comprar chucrute, kombucha (chá fermentado) e kefir em grandes supermercados — mas certifique-se de que eles contenham bactérias vivas. Em minha opinião, é muito melhor e mais barato se você os preparar em casa.

Chucrute roxo da Dra. Clare Bailey

200g de beterraba (ralada)

1kg de repolho roxo (em fatias finas)

½ maça pequena, descascada, sem caroço e em pedaços pequenos

1 colher de chá de semente de erva-doce

1 colher de chá de semente de coentro

2 colheres de sopa de sal marinho

Jarra de vidro com capacidade para um litro e vedação segura

Certifique-se de que suas mãos estejam completamente limpas. Em seguida, usando luvas de borracha para não manchar as mãos, misture todos os ingredientes em um recipiente grande e massageie vigorosamente para amaciar o repolho até que o sal comece a extrair o líquido. Logo após, insira a mistura, junto com o líquido, em uma jarra de vidro reutilizável grande, deixando cerca de 2cm de espaço no topo, para que a mistura borbulhe e fermente. Os vegetais devem ficar abaixo do nível do líquido (talvez seja necessário adicionar um pouco de água filtrada para garantir). Feche a tampa e deixe a jarra em temperatura ambiente, abrindo uma vez ao dia para pressionar os vegetais e soltar as bolhas durante uma semana. Prove de vez em quando. Se o chucrute não estiver pronto, deixe por mais ou menos dez dias (quanto mais tempo você mantiver, mais azedo ele ficará). Depois de pronto, ele pode ser mantido na geladeira por vários meses. O cheiro deve ser doce e azedinho.

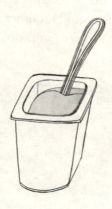

Pequenas coisas

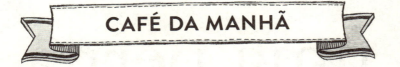

CAFÉ DA MANHÃ

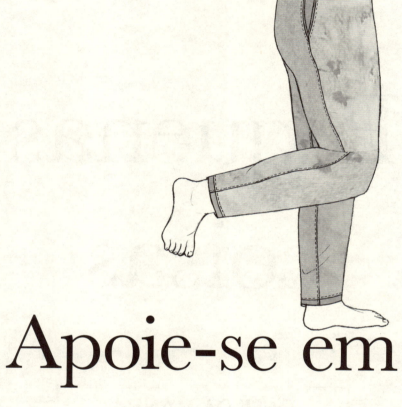

Apoie-se em uma perna

Como fazer: levante uma perna e utilize os músculos do core para manter o equilíbrio.

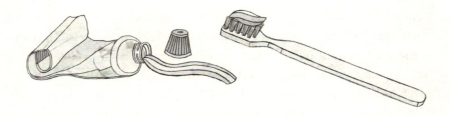

Após o café da manhã, obviamente é hora de escovar os dentes. Se você der uma olhada pela porta do banheiro enquanto eu estiver escovando os dentes, me verá apoiado em uma perna. Eu faço este exercício por dois minutos, trocando de perna a cada trinta segundos. Às vezes, quando estou me sentindo corajoso, até fecho os olhos e foco a tentativa de não cambalear.

Faço isto para melhorar meu equilíbrio, pois pesquisas mostram que, ao aprimorar meu equilíbrio, reduzo o risco de lesões, aperfeiçoo a postura e possivelmente até ganho alguns anos de vida. Acontece que quedas são a segunda causa mais comum de mortes acidentais no mundo todo, depois dos acidentes de trânsito. E ter um bom senso de equilíbrio é essencial para reduzir o risco de quedas.

O equilíbrio é algo que a maioria das pessoas subestima, mas é como a força muscular — ou usamos ou perdemos! E, na realidade, ficar de pé nas duas pernas, é bem difícil. Nossos ancestrais só aprenderam a fazer isso consistentemente há cerca de 6 milhões de anos, um desenvolvimento que permitiu que visualizassem predadores e liberassem as mãos para utilizar ferramentas.

Quando estamos de pé, os principais fatores que nos impedem de cair são as mensagens de sensores do interior das orelhas, juntas e olhos. Eles trabalham juntos para dizer ao cérebro onde o corpo está com relação ao espaço, permitindo que o corpo se mova sem que você tropece.

Começamos a perder nossa habilidade de equilíbrio — como tantas outras coisas — quando entramos na casa dos 45 anos, e não pensamos nisso até tropeçarmos ou cairmos.

Realmente, há evidências de que nosso estilo de vida moderno sedentário está fazendo com que nossa habilidade de equilíbrio diminua mais rapidamente do que nas gerações passadas. Dawn Skelton, fisiologista do exercício e professora de envelhecimento e saúde na Universidade Caledônia de Glasgow, afirma que "um bom equilíbrio exige que você fique de pé regularmente, porém, a cada geração estamos nos tornando progressivamente menos ativos, passando mais tempo sentados atrás de telas".

No entanto, a boa notícia é que estudos mostram que é possível, rapidamente, melhorar seu equilíbrio. Isto terá um efeito positivo na força do core e na coordenação. E como o equilíbrio envolve um feito extraordinário de coordenação entre os músculos, ouvidos e olhos, também é um ótimo indicador de quão bem está o processo de envelhecimento.

Em um estudo que começou em 1999, pesquisadores do Conselho de Pesquisa Médica do Reino Unido realizaram três testes simples em 2760 homens e mulheres que, na época, tinham 53 anos de idade. Os testes incluíam medir a força de pegada, a rapidez com que conseguiam ficar de pé e se sentar e por quanto tempo conseguiam se apoiar em uma perna com os olhos fechados.

Quando, após treze anos, os pesquisadores regressaram, descobriram que 177 voluntários haviam morrido: 88 de câncer, 47 de doença cardíaca e 42 de outras causas. E, ao analisar os dados, descobriram que o teste que melhor previu a chance de morte foi o teste de equilíbrio em uma perna só e olhos fechados. As pessoas que não se saíram bem — só conseguiram se equilibrar por alguns segundos — tiveram três vezes mais chance de morte do que aqueles que conseguiram se equilibrar por dez segundos ou mais.

Por que o equilíbrio é um indicador tão eficiente do envelhecimento saudável? Perguntei a professora Skelton. "O bom equilíbrio exige que o cérebro integre informações de diferentes lugares do corpo e qualquer problema pode ser um sinal de que o corpo está tendo dificuldade para integrar e agir a partir desta informação", respondeu ela.

"Se o cérebro não estiver funcionando bem em manter o equilíbrio, é possível que não esteja bem na coordenação de outras áreas importantes, como os sistemas hormonal e cardiovascular", acrescentou ela.

Se você quiser realizar o teste, precisará de um amigo com um relógio ou celular com cronômetro. Comece tirando os sapatos. Depois, coloque as mãos no quadril e apoie-se em uma perna. Quando estiver pronto, feche os olhos. Você ficará consternado com a rapidez com a qual começará a balançar. O teste acaba assim que tiver movido o pé que está no chão ou quando precisar abaixar o outro pé para não cair. Para conseguir um bom resultado, faça uma média a partir de três tentativas.

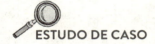

ESTUDO DE CASO

Anette, 50 anos de idade

"Quando tentei me equilibrar em uma perna durante uma aula de ioga, fiz uma árvore muito trêmula, então estava muito empolgada para ver se a prática regular ajudaria. No começo, só conseguia me apoiar por alguns segundos. Mas rapidamente consegui estender a quantidade de tempo que ficava de pé. Certamente, é mais fácil ficar com os olhos abertos e focando um ponto em uma parede. Porém, quando fechei os olhos, realmente percebi que meus músculos do core precisaram entrar em ação. Está definitivamente ficando mais fácil e estou confiante de que serei uma árvore de ioga profissional logo, logo!"

EM QUANTO TEMPO VOCÊ DEVE CONSEGUIR SE EQUILIBRAR EM UMA PERNA SÓ?

Os números a seguir são baseados em um estudo no qual pesquisadores americanos pediram a pessoas de diferentes faixas etárias que se equilibrassem em uma perna para que eles pudessem identificar qual seria uma média "normal".

Pessoas com menos de 40 anos com olhos abertos tiveram média de 45 segundos.
Com olhos fechados: 15 segundos.
Pessoas com idade entre 40 e 49 anos com olhos abertos tiveram média de 42 segundos.
Com olhos fechados: 13 segundos.
Pessoas com idade entre 50 e 59 anos com olhos abertos tiveram média de 41 segundos.
Com olhos fechados: 8 segundos.
Pessoas com idade entre 60 e 69 anos com olhos abertos tiveram média de 32 segundos.
Com olhos fechados: 4 segundos.
Pessoas com idade entre 70 e 79 anos com olhos abertos tiveram média de 22 segundos.
Com olhos fechados: 3 segundos.

Para melhorar seu equilíbrio, você pode experimentar ioga, tai chi, usar uma "tábua de equilíbrio", andar para trás (tenha cuidado) ou se apoiar em uma perna só enquanto escova os dentes ou ferve uma chaleira — como eu. Se puder incorporar exercícios de equilíbrio na rotina, isto realmente terá um impacto transformador na vida. Menos quedas significam menos chances de fraturas. Você fortalecerá os músculos do core, a postura e a coordenação. Também terá maiores chances de caminhar de forma ereta do que corcunda, o que fará com que você se pareça mais jovem e pode até melhorar seu humor.

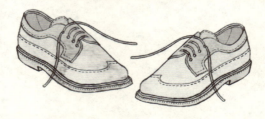

Pequenas coisas

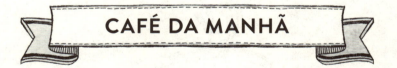
CAFÉ DA MANHÃ

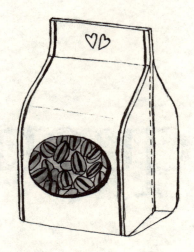

Beba café

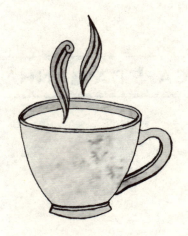

Como fazer: beba de uma a três xícaras de café por dia.

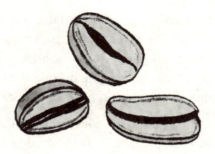

Para muitos de vocês, uma bela xícara de café é uma Pequena Coisa que já está profundamente integrada na rotina. Entretanto, quem toma café assim que acorda deve pensar em adiar um pouco a primeira xícara e aqui está o motivo.

Em primeiro lugar, é melhor tomar café *após* escovar os dentes, em vez de antes. (não recomendo tomar logo em seguida — o sabor pode ser um pouco estranho. Espere até a boca ter tido tempo de remover o sabor da pasta de dente.) Tomar café após a escovação diminui a probabilidade de manchas nos dentes. Isto porque o café é ácido e enfraquece o esmalte, a camada externa protetiva dos dentes. Se você escovar os dentes logo após tomar café, será como passar uma lixa, causando microabrasões. Também há uma maior probabilidade de manchas nos dentes pois, apesar de o café não manchar o esmalte dos dentes, ele mancha a placa, que com sorte já terá sido removida com a escovação assídua e o uso de fio dental.

Outra razão para adiar o café para depois de escovar os dentes é que despejar café goela abaixo logo ao acordar de manhã não faz bem para o corpo. Ou pelo menos é o que diz o Dr. James Betts, que é professor de fisiologia metabólica na Universidade de Bath.

"Para a maior parte das pessoas", ele afirma, "o remédio para uma noite maldormida é acordar e tomar uma bela xícara de café bem forte. Mas isso faz mal porque um sono prejudicado eleva os níveis do hormônio do estresse, o cortisol, o que por sua vez eleva perigosamente os níveis de açúcar no sangue".

Acontece que tomar café logo ao acordar combina os dois problemas. De fato, o professor Betts realizou estudos que mostram que tomar café logo após uma noite mal dormida pode levar a um aumento de 50% nos níveis de açúcar no sangue do que se você esperar e adiar aquela xícara de café para depois do café da manhã.

Mesmo que tenha dormido bem, ainda terá um aumento nos níveis de cortisol (conhecido como CAR ou resposta do cortisol ao acordar), que começa cerca de duas horas antes de acordar e atinge o pico cerca de uma hora depois que você se levanta.

Por isso, é melhor ingerir cafeína quando os níveis de cortisol estão caindo, não enquanto eles ainda estão altos. Se você tomar café quando os níveis de cortisol estiverem altos, logo desenvolverá uma tolerância; em outras palavras, precisará tomar mais café para sentir o mesmo efeito.

Por essas duas razões, o professor Betts recomenda adiar a primeira xícara de café para depois do café da manhã, ou mais tarde ainda, para minimizar o efeito nos níveis de açúcar no sangue.

Por que tomar café então? Além de gostar do sabor e de ele me dar um ânimo, o café traz muitos benefícios para a saúde. Ele é rico em flavonoides e antioxidantes chamados polifenóis — compostos que promovem a saúde do cérebro e do coração e têm efeitos anti-inflamatórios. Estudos sugerem que quem toma café têm taxas menores de AVC, doença cardíaca, câncer e demência.

Na verdade, uma única dose de cafeína é suficiente para elevar os níveis de atenção, estado de alerta, contentamento e humor.

Os amantes do café também ficarão felizes de saber que sua bebida favorita pode ajudar até a queimar calorias. Um estudo da Universidade de Nottingham mostrou que tomar café estimula a atividade da gordura marrom, que ajuda a gerar calor corporal ao queimar calorias.

Essa afirmação é corroborada por pesquisas recentes que mostram que as mulheres que beberam duas ou três xícaras de café por dia tinham menos gordura corporal total, e gordura abdominal, do que aquelas que não beberam nenhuma.

O que mais me surpreende é o impacto do café e da cafeína na performance atlética e na resistência. De acordo com o professor Betts, a cafeína é um dos suplementos mais eficientes que um atleta pode utilizar: "É muito evidente que os efeitos da cafeína não são apenas grandes, mas realmente afetam quase todos os aspectos da performance, seja nossa habilidade cognitiva, força, velocidade explosiva, resistência ou habilidade. Apesar da quantidade de suplementos que os atletas tomam, realmente sinto que dá para contar nos dedos de uma mão aqueles que realmente funcionam. E eu coloco a cafeína no topo da lista, tanto pelo tamanho quanto pela abrangência do efeito."

Para tirar o maior proveito da cafeína, você deve tomar café cerca de uma hora antes de se exercitar, pois este é o tempo que ele demora para chegar ao ápice no seu sistema. Da mesma forma, se estiver dirigindo tarde da noite e sentindo-se sonolento, a melhor opção é parar em um posto de gasolina, tomar uma xícara de café, tirar uma soneca de trinta a quarenta minutos no carro e só depois continuar a viagem.

Então, quanto café deveríamos tomar? A dose ideal parece ser cerca de três xícaras por dia — e não passar de cinco. A habilidade de metabolizar a cafeína (eliminá-la do nosso sistema) e a sensibilidade a ela depende muito da genética pessoal. Sou bastante sensível a cafeína, mas também tenho metabolismo rápido, por isso a elimino do meu corpo rapidamente. Descobri que minha pressão arterial sobe depois de tomar café (que é um dos infelizes efeitos colaterais de tomá-lo), mas ela também volta ao normal menos de duas horas depois.

TOME SUA DOSE DIÁRIA DE CAFEÍNA

Café descafeinado = 2-7mg

Café instantâneo = 60-80mg

Café recém-preparado = 60-120mg

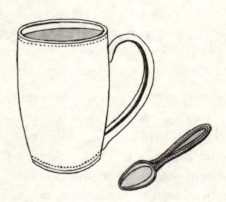

Pequenas coisas

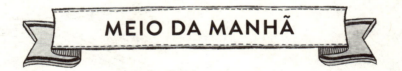

MEIO DA MANHÃ

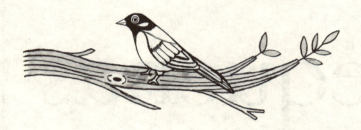

Faça uma pausa

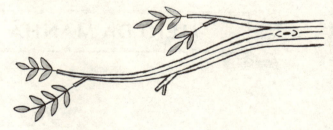

Como fazer: guarde as ferramentas de trabalho e faça uma pausa algumas vezes por dia.

Hoje em dia, além de produzir programas de TV (e podcasts), passo muito tempo escrevendo. E o trabalho nunca fica mais fácil. Sou um ótimo procrastinador e acolho qualquer desculpa para não me sentar e começar. Preciso do medo de um prazo para me impulsionar, mas quando finalmente começo, rapidamente me envolvo com o que estou fazendo e abomino a ideia de fazer uma pausa e correr o risco de me distrair. Porém, pesquisas mostram que eu poderia ser muito mais produtivo e criativo se me afastasse da mesa de trabalho e passasse alguns minutos andando pelo jardim em alguns intervalos durante o dia.

No fim das contas, longe de ser uma indulgência, fazer um intervalo, especialmente se você se levantar e andar um pouco, pode aumentar o engajamento, a produtividade e a satisfação no trabalho. Também pode ter um grande impacto no estresse psicológico. Estudos demonstraram que fazer micro pausas pode reduzir os níveis do hormônio do estresse, o cortisol, fazendo com que sejamos muito mais eficientes a longo prazo. E se, como eu, você tende ficar corcunda quando se senta à mesa ou em frente à TV, estas pequenas pausas em que precisa se levantar e caminhar são uma grande oportunidade de melhorar a postura e aliviar dores nas juntas.

A ideia de que todos podemos nos beneficiar com micro pausas surgiu com pesquisas realizadas no fim dos anos 1980 nos Estados Unidos. Os pesquisadores descobriram que os trabalhadores que faziam pausas um pouco mais longas — cerca de três minutos a mais — não só produziam um trabalho mais preciso, mas também tinham uma frequência cardíaca mais baixa, o que sugere que as pausas tinham um efeito relaxante.

Desde então, mais evidências de que fazer pequenas pausas parece ter um efeito desproporcionalmente poderoso na qualidade do trabalho foram acumuladas.

Em um estudo fascinante no qual cirurgiões, que realizavam cirurgias laparoscópicas complexas, foram aleatoriamente selecionados para fazer uma pausa de cinco minutos a cada meia hora ou nenhuma pausa, os pesquisadores descobriram que os cirurgiões que haviam feito os intervalos tinham cometido menos erros do que aqueles que precisaram trabalhar sem pausa alguma. E, para a surpresa de muitos, fazer as pausas não fez com que as operações levassem mais tempo.

Outro estudo envolvendo cirurgiões descobriu que fazer pequenas pausas melhorou a precisão e reduziu os níveis de fatiga pela metade.

Embora seja melhor se levantar e andar, fazer algo tão simples quanto desviar o olhar da sua tela pode ajudar a saúde dos olhos. Siga a regra dos 20-20-20: desvie o olhar da tela a cada vinte minutos, por vinte segundos, e foque um objeto que esteja a vinte metros de distância. Experimente, realmente dá certo!

E não se sinta culpado se você, como muitos de nós, acabar divagando! O neurocientista e professor Moshe Bar na Universidade Bar-Ilan, em Telavive, acaba de escrever um livro sobre "divagações da mente" e me contou que fazer um intervalo de vez em quando e deixar a imaginação correr solta estimula a criatividade. "Deixar a mente divagar é uma ferramenta poderosa para o pensamento criativo", diz ele. "Ajuda a melhorar o humor, a tomada de decisão e resiliência mental." Ele acredita que todo mundo deve tirar uma pausa do trabalho e um tempo para sonhar acordado todos os dias.

"O pensamento criativo exige um estágio chamado de 'incubação'", afirma ele. "O processo de tomada de decisão começa com o 'pensamento divergente', quando temos a maior quantidade de ideias possível; depois, precisamos de um período de incubação para que o subconsciente avalie essas ideias, antes de passar para o 'pensamento convergente', que aperfeiçoa o processo até chegar à melhor solução. Este processo exige um momento de descanso para que possamos encubar todos os pensamentos."

Eu adoro essa ideia! Da próxima vez que uma editora ou um editor me perguntar sobre um trabalho, eu talvez diga que ele está sendo "encubado"!

O professor Bar avisa que fazer uma pausa não será tão eficiente se você for assistir TV ou passar este período olhando suas mídias sociais: "Para dar ao cérebro a melhor chance de divagar criativamente, é preciso que você não o encha com outras informações", ele informa, "mas é possível otimizar a pausa pensando em coisas positivas em vez de se preocupação com contas que não foram pagas".

Tudo que precisamos fazer é interromper o nosso trabalho de vez em quando, olhar para outra coisa e deixar a imaginação correr — o que pode ser mais simples?

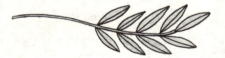

O neurocientista e professor Moshe Bar na Universidade Bar-Ilan, em Telavive, acredita que todo mundo deve tirar uma pausa do trabalho e um tempo para sonhar acordado todos os dias.

Pequenas coisas

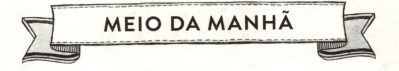

MEIO DA MANHÃ

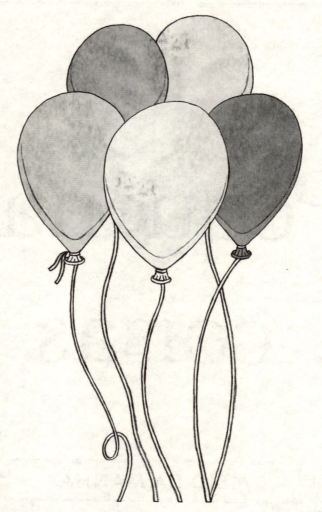

Respire fundo

Como fazer: passe alguns minutos do dia praticando uma respiração lenta e controlada.

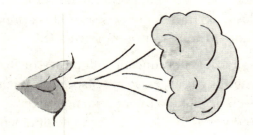

Essa é uma das minhas Pequenas Coisas favoritas. É um exemplo perfeito de algo simples, rápido e completamente transformador; que pode alterar seu humor e sua saúde, trazendo uma alegria calma ao seu dia.

Isso acontece porque, ao mudar a velocidade e profundidade da sua respiração, é possível conquistar coisas incríveis: é possível desacelerar o ritmo cardíaco, reduzir a pressão arterial, reduzir os níveis de estresse e combater a ansiedade. Também há evidências de que modificar o ritmo da respiração pode reduzir dores.

Dito isto, respirar lenta e profundamente é bastante difícil, especialmente se você estiver estressado, então vale a pena praticar todos os dias. Desta forma, este tipo de respiração se torna sua resposta automática quando mais precisar dela.

"A respiração lenta é uma forma incrivelmente potente de se dar um mini tranquilizante", diz Ian Robertson, que é professor de psicologia emérito na Trinity College, em Dublin, e um dos maiores especialistas na ciência do bem-estar, "e mesmo assim é algo que geralmente nos esquecemos de fazer".

"Quando estamos muito ocupados ou estressados, tendemos a segurar a respiração ou respirar mais rapidamente, o que faz com que nos sintamos mais apavorados; e a menos que a respiração profunda seja um hábito enraizado, é pouco provável que consigamos colher os benefícios dela", ele diz. "É possível acalmar o corpo ao desacelerar a respiração, você ficará surpreso com a rapidez com que se sentirá melhor, mas é um hábito difícil de adquirir, especialmente se estiver estressado. Então, apenas tento lembrar de respirar, inspirando por quatro segundos e expirando por seis segundos sempre que faço uma pausa no trabalho ou vou fazer outra atividade."

Como a respiração lenta funciona? O professor Robertson me contou que, entre outras coisas, existem sensores especiais no cérebro que detectam os níveis de dióxido de carbono no sangue e rapidamente respondem liberando ou inibindo a liberação de um mensageiro químico chamado noradrenalina. A noradrenalina é o equivalente cerebral da adrenalina do corpo que aciona a resposta de "luta ou fuga" e pode nos livrar de problemas, ou igualmente, fazer com que nos sintamos estressados e ansiosos.

"Quando desaceleramos a respiração, modificamos os níveis de dióxido de carbono no sangue, isto reduz os níveis de noradrenalina, o que ajuda a acalmar", ele afirma. "A respiração lenta também aciona o sistema nervoso autônomo parassimpático, que faz o coração desacelerar e a pressão arterial cair, o que tem um efeito calmante adicional."

Muitos estudos mostram que controlar a respiração pode ser muito eficiente para administrar a ansiedade. Realizar exercícios de respiração também pode melhorar a sua capacidade de tomada de decisões, pois, como explica o professor Robertson, o sistema da noradrenalina é essencial para o foco em uma tarefa específica, quanto controle temos daquilo que estamos fazendo. Isso nos ajuda a dormir e, de acordo com estudos recentes, pode até reduzir o impacto da dor crônica.

O professor Robertson chama a respiração lenta e profunda de "o fármaco mais preciso que você poderia receber", com o bônus extra de que é livre de efeitos colaterais: "Você pode praticá-la durante uma reunião e ninguém precisa saber — funciona como uma pequena reinicialização para o cérebro".

EXPERIMENTE ESTAS TÉCNICAS DE RESPIRAÇÃO

4:6 (inspire por quatro segundos e expire por seis)

4-2-4 (inspire por quatro segundos, segure por dois e expire por quatro)

3-4-5 (inspire por três segundos, segure por quatro e expire por cinco)

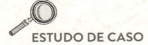

ESTUDO DE CASO

Mark, gestor de investimento comunitário

"Estava entusiasmado para experimentar os exercícios de respiração profunda na esperança de que eles me ajudassem a desacelerar os batimentos cardíacos e manter um sentimento de calma e controle quando precisasse lidar com situações estressantes no trabalho. Então, experimentei a técnica 4:6, inspirando por quatro segundos e expirando por seis segundos, alguns minutos por dia durante uma semana.

No começo, foi difícil sincronizar a respiração com a contagem, mas foi ficando mais fácil, principalmente se ficasse de pé e fechasse os olhos para focar adequadamente. Percebi que tinha relaxado um pouco a postura, mas a respiração profunda me ajudou a manter os ombros para trás. Como resultado dos exercícios, tenho dormido melhor e me sentido mais calmo — com o bônus de que minha postura está melhor também."

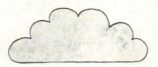

MEIO DA MANHÃ

O professor Robertson chama a respiração lenta e profunda de "o fármaco mais preciso que você poderia receber", com o bônus extra de que é livre de efeitos colaterais: "Você pode praticá-la durante uma reunião e ninguém precisa saber — funciona como uma pequena reinicialização para o cérebro".

Pequenas coisas

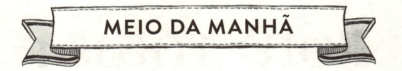

MEIO DA MANHÃ

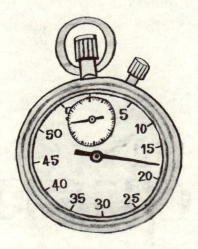

Exercite-se menos, mas com maior frequência

Como fazer: fragmente sua atividade física em etapas curtas, talvez três partes de dez minutos.

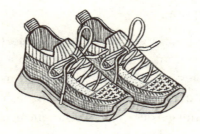

O motivo mais citado para a fuga de exercícios é a falta de tempo. Certamente, pode ser difícil encontrar as duas horas e meia de atividade moderada necessárias para atingir as diretrizes recomendadas. Então, por que não experimentar umas "doses de exercício"? Pesquisas mostram que dosar a atividade física durante o dia pode ser tão bom — ou até melhor — para a saúde.

De fato, encaixar alguns períodos curtos de atividade física na sua semana pode ajudar a melhorar os níveis de açúcar no sangue e a pressão arterial de forma mais eficiente do que uma sessão de exercícios com duração de trinta minutos.

De acordo com a Dra. Marie Murphy, professora de ciências esportivas e dos exercícios na Universidade de Ulster, os benefícios adicionais da atividade física em pequenas doses vêm do fato de que o metabolismo continua em alta por um tempo após cada sessão.

"O principal benefício da atividade física em pequenas doses é que é mais fácil de fazer", ela afirma, "e é melhor fazer um pouquinho de exercício do que nenhum. Mas encaixar algumas doses diárias de exercício durante o dia pode ser mais benéfico do que uma única sessão, pois quando acabamos, nosso metabolismo continua um pouco mais rápido por um tempo enquanto nos recuperamos. Por isso, três doses de dez minutos provavelmente levam a um gasto de energia maior do que uma sessão de trinta minutos".

Estudos mostram que se exercitar em pequenas doses é ótimo para a saúde cardiovascular, ajuda a diminuir a pressão arterial e os níveis de colesterol, além de reduzir o peso, mais especificamente a porcentagem de gordura corporal.

"Mesmo que você sinta que não está fazendo muito, ainda é uma ótima forma de aumentar a frequência cardíaca e estimular a circulação", informa a professora Murphy. "Significa que você está ativando várias das enzimas que ajudam o metabolismo, o que é uma ótima forma de manter os níveis de açúcar no sangue estáveis e reduz o risco de diabetes tipo 2. Quando você contrai os músculos, ativa as enzimas que permitem que a glicose chegue até o músculo para ser utilizada como combustível, portanto, usar grupos musculares grandes, como os quadríceps (coxas) e os glúteos (nádegas), impõe uma demanda no nível de glicose do sangue que ajuda a manter os níveis naturalmente regulados", ela esclarece.

Um pequeno estudo com pessoas que tinham diabetes tipo 2 descobriu que uma caminhada acelerada de seis minutos dividida em sessões de um minuto durante todo o dia era mais eficiente na diminuição dos níveis de açúcar no sangue do que uma caminhada de trinta minutos antes do jantar. Melhor ainda, aqueles que se exercitaram em pequenas doses registraram níveis de açúcar do sangue reduzidos tanto no dia das caminhadas quanto nas 24 horas seguintes.

Outros estudos (do Japão) também mostram que várias doses pequenas de exercício são mais eficientes na redução da pressão arterial do que uma única sessão diária mais longa.

Então, qual é a melhor forma de começar a se exercitar em pequenas doses?

"Evidências recentes sugerem que quase qualquer nível de atividade conta", informa a professora Murphy. "Doses de dez minutos são um bom objetivo, mas não se preocupe se puder fazer apenas cinco minutos por vez. A mensagem principal é que todo minuto conta e se tiver apenas alguns minutos ainda pode utilizá-los de forma sábia para contribuir com a sua meta de exercício físico diário."

Melhor ainda: não é necessário ficar todo suado e não há necessidade de vestir roupa de ginástica. O objetivo é simplesmente acelerar o batimento cardíaco sempre que puder, se exercitando em pequenas doses diárias que juntas acumulem trinta minutos de atividade durante o dia.

Não há dúvida de que esta divisão é uma forma muito simples de encaixar a atividade física em nossas vidas, especialmente se você não for um grande entusiasta do exercício. O ponto principal é que *qualquer* coisa que você fizer pela sua saúde é melhor do que ter a intenção de ir para a academia, ficar sem tempo e deixar de se exercitar.

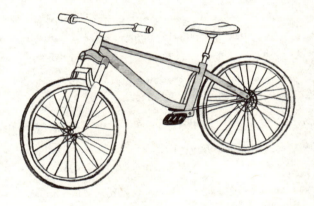

DOSES HOMEOPÁTICAS DE EXERCÍCIO PARA INCENTIVAR VOCÊ

Uma dose de exercício pode durar de vinte segundos até dez minutos, e não importa o que faça, contanto que você esteja acelerando a frequência cardíaca e se aquecendo.

★ Você pode começar o dia como eu, fazendo uma caminhada de dez a quinze minutos no início da manhã.

★ Ao meio-dia, poderia montar em uma bicicleta (ou bicicleta ergométrica) e pedalar com força, contra a resistência, por vinte segundos. Isto é conhecido como HIIT, treino intervalado de alta intensidade. Algumas séries de vinte segundos fazem muita diferença. Eu moro no alto de uma colina íngreme e se eu for à cidade de bicicleta para comprar comida, consigo fazer algumas séries de vinte segundos, onde realmente realizo muito esforço, no caminho de volta.

★ Se parecer muita coisa, experimente subir e descer um lance de escadas rapidamente duas ou três vezes.

★ Ou faça sessenta segundos de polichinelos ou corrida sem sair do lugar.

★ Quando estiver esperando a chaleira aquecer, faça algumas flexões no balcão da cozinha, ou agachamentos.

★ Faça uma caminhada de dez minutos em volta de uma quadra na hora do almoço.

★ Coloque uma música animada para tocar e dance durante uma ou duas faixas (vamos chegar ao porquê de fazer da dança uma Pequena Coisa, na página 161).

★ Caminhe fazendo agachamento "afundo" de um lado de um cômodo a outro.

Pequenas coisas

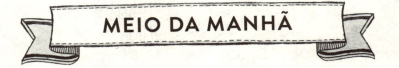

MEIO DA MANHÃ

Exercícios excêntricos

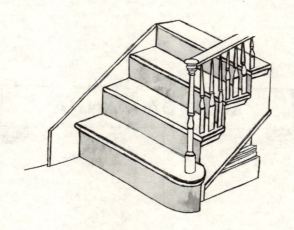

Como fazer: corra em declive, desça um lance de escadas rapidamente ou levante pesos leves.

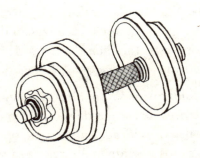

Enquanto estou no assunto dos exercícios, uma das melhores formas de aproveitar qualquer exercício é torná-lo excêntrico. Provavelmente você acredita que correr em aclive seja melhor do que em declive ou que subir um lance de escadas desafiará seus músculos de forma mais intensa do que pegar o elevador até o topo de um prédio alto e descer de escadas, mas, na verdade, o que acontece é o oposto.

Parece loucura, mas esta é a nova ciência do "exercício excêntrico" e eu acho fascinante!

Este nome vem do fato de que contrair os músculos (para subir escadas ou levantar peso) é chamado de "exercício concêntrico", mas qualquer trabalho que estes músculos façam ao estarem estendidos e alongados (quando você desce as escadas ou usa pesos leves) é conhecido como "exercício excêntrico".

Tony Kay é professor de biomecânica na Universidade de Northampton. Ele explica que todas as formas de exercício criam danos microscópicos aos músculos. Isto estimula a liberação de hormônios que estimulam suas células a reconstruírem o músculo, tornando-o mais forte do que antes. Exercícios concêntricos (como rosca direta ou agachamento) recrutam e fadigam diversas fibras musculares diferentes. Embora a parte excêntrica do exercício (quando abaixamos o peso ou nos agachamos) recrute menos fibras, faz isso com uma carga até quatro vezes mais alta. O que, diz ele, cria muito mais danos musculares a essas células e fibras.

"Quanto maior é o dano, mais calorias o corpo queima no processo de reparação e recuperação após a realização do exercício", afirma ele. Isto aumenta a taxa metabólica e a força de maneira muito mais eficiente do que as formas convencionais de exercício."

Em um estudo, voluntários foram aleatoriamente selecionados para subir ou descer os lances de escada de um prédio de dez andares duas vezes por semana, e pegar o elevador na direção oposta. Como era de se esperar, ambos os grupos tiveram melhoras na saúde, mas o grupo que desceu ao invés de subir as escadas acabou tendo maiores progressos no ritmo cardíaco em repouso (uma medida de boa forma confiável). Eles também obtiveram melhoras na sensibilidade à insulina e níveis de gordura no sangue. Além disso, o grupo que desceu as escadas obteve melhores resultados na função muscular e densidade óssea do que o grupo que subiu; de fato, o grupo que realizou o que eu considero como a atividade mais simples teve um aumento de força muscular de 34% — duas vezes mais do que o grupo que precisou subir as escadas.

Adicionalmente, o grupo que desceu as escadas também obteve melhores resultados em um teste de equilíbrio, o que leva a um risco menor de quedas e lesões.

Outro estudo, que comparou adultos mais velhos fazendo exercícios tradicionais versus exercícios excêntricos, descobriu que o grupo excêntrico teve uma melhora de 38% de força nas pernas, sendo que, no grupo que fez os exercícios tradicionais, a melhora foi de apenas 8%.

Outros estudos demonstraram os benefícios do exercício excêntrico em jogadores de futebol americano saudáveis e jovens (como aumento impressionante de força), assim como em pessoas com mais de 65 anos (que obtiveram aumento de força de 30% a 50%, além de um aumento de 10% de massa muscular em apenas seis semanas.) "Os efeitos são muito maiores e melhores do que esperamos do exercício normal", conclui ele.

É realmente impressionante e completamente contraintuitivo. Qualquer exercício que exija extensão muscular sob resistência terá o mesmo efeito benéfico — pode ser correr em declive ou se abaixar em um agachamento ou flexão. Esse tipo de exercício funciona pois quando estamos descendo, os músculos das pernas ou braços se alongam para diminuir a velocidade da descida. Da mesma forma, quando você está abaixando um par de halteres, os músculos se alongam e precisam trabalhar mais para proteger seu corpo de danos.

O professor Kay afirma que tanto a ioga quanto o pilates incorporam posturas que exigem que você se abaixe lentamente, causando uma contração excêntrica, o que "aumenta a flexibilidade, massa muscular, densidade óssea e força".

Se você fizer exercícios excêntricos da maneira correta, eles não só manterão você em forma, como também o ajudarão a continuar queimando calorias depois — muito mais do que uma sessão de exercícios aparentemente "mais difícil". Este pode ser o segredo metabólico que estava escondido na sua atividade física esse tempo todo!

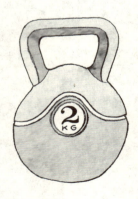

Você talvez pense que correr em aclive seja melhor do que em declive ou que subir um lance de escadas desafiará seus músculos de forma mais intensa do que pegar o elevador até o topo de um prédio alto e descer de escadas, mas, na verdade, o que acontece é o oposto.

Pequenas coisas

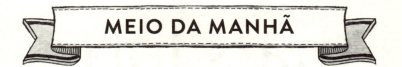

MEIO DA MANHÃ

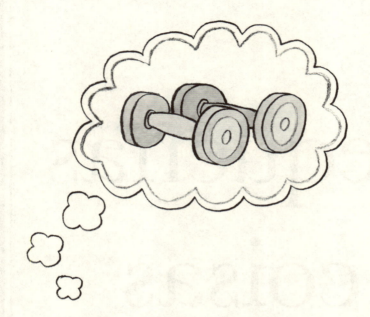

Visualize-se mais forte

Como fazer: ensaie mentalmente uma habilidade ou atividade que gostaria de aperfeiçoar de quinze a vinte minutos.

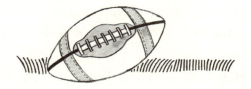

Até agora, escrevi bastante sobre os benefícios de ser mais ativo. Pode ser caminhando de manhã (Veja a página 39) fazendo os exercícios inteligentes (Veja a página 13) ou fazendo os exercícios excêntricos (Veja a página 93).

Mas, por incrível que pareça, há pesquisas que mostram que simplesmente *pensar* sobre fazer uma atividade física ou praticar um esporte pode aumentar sua força muscular e alavancar sua performance.

É provável que já tenha ouvido algo a respeito de jogadores de rugby discursando acerca de visualizar a bola voando sobre o gol antes do chute ou corredores nos blocos de partida imaginando-se correndo rapidamente pela pista. Atletas de elite utilizam a técnica de "imagem motora" na qual eles se imaginam realizando suas atividades de forma bem-sucedida, há evidência de que isto realmente pode aumentar a chance de sucesso.

A imagem motora também pode melhorar o desempenho em outras áreas da vida, da medicina à música. Estudos mostraram que cirurgiões trabalhavam melhor quando ensaiavam mentalmente a operação antes de realizá-la, enquanto músicos profissionais se beneficiaram ao tocarem seus instrumentos mentalmente, tanto quanto se tivessem tocado de verdade.

A Dra. Hellen O'Shea, psicóloga cognitiva na Faculdade Universitária de Dublin, explica como isso funciona: "Quando você realmente foca uma ação ou imagina que está realizando um movimento, manda estes sinais focados para partes relevantes do corpo".

Em 1990, pesquisadores da Universidade Estadual de Louisiana pediram que algumas mulheres imaginassem que estendiam os joelhos e contraiam os músculos das coxas em séries de cinco segundos. Ao final do estudo, a força dos músculos das coxas havia aumentado em 12.6%.

Quando um time com o qual eu trabalhava conduziu um experimento similar, descobrimos que a força muscular havia crescido em 8%. Os músculos não ficaram maiores, mas parece que os voluntários conseguiam ativar 20% mais da fibra muscular ao ensaiar mentalmente a ação primeiro.

"Embora os músculos envolvidos não cresçam, o impulso dirigido a esses músculos os torna mais 'afinados' e você acaba utilizando apenas os músculos que são essenciais para o movimento e não desperdiça energia nos músculos não-essenciais", explica a Dra. O'Shea.

"Sabemos que a imagem motora pode melhorar nossa precisão, velocidade e força", diz ela, "e notamos que ela realmente altera a forma que o nosso cérebro trabalha também".

"Infelizmente, não é possível utilizá-la para melhorar nosso nível de boa forma", esclarece ela. "Para que a imagem motora funcione, é preciso que você tenha familiaridade com o movimento físico primeiro; só então você pode usar sua imaginação para aprimorar seus sistemas motores para que quando você realmente for executar o movimento, tudo esteja afinado e pronto".

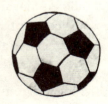

RECOMENDAÇÕES DA DRA. O'SHEA PARA MELHORAR O DESEMPENHO

- ★ O efeito é mais poderoso se você realizar a imagem motora no mesmo lugar que faria a atividade (o campo de futebol, a quadra de tênis, o campo de golfe), pois a locação ajudará a formar uma representação mental do movimento mais vívida e precisa.
- ★ De preferência, use as mesmas roupas e equipamentos que usaria normalmente.
- ★ Tente sentir o corpo realizando a atividade em sua mente (marcar o gol, fazer um ace, acertar o putt perfeito), mantendo o fluxo e ritmo de quando você executa a ação fisicamente.
- ★ Mantenha os olhos abertos ao visualizar o impacto das suas ações imaginadas e uma conclusão bem-sucedida e tente chegar o mais perto possível da sensação de sucesso.
- ★ Alterne quatro sessões de imagem motora com uma de execução física, depois volte à imagem motora.

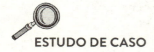

ESTUDO DE CASO

Tom

"Sou o goleiro de uma equipe de futebol com cinco jogadores, mas estou entusiasmado para testar minhas habilidades como atacante. Estou definitivamente enferrujado — deve fazer dezoito anos desde a última vez que marquei um gol! Eu admito que me senti um pouco tolo de pé no jardim, vestindo minha roupa esportiva, segurando uma bola de futebol e me imaginando chutando direto para o gol, mas deixei minha imaginação correr solta e, de vez em quando, acrescentava imagens do goleiro cambaleante e da multidão gritando...

Não sei se a prática mental realmente ajudou a criar essa conexão entre meu cérebro e meus músculos, mas posso relatar que marquei dois gols em dois jogos. É verdade que perdi uma série de oportunidades, mas não por muito. Senti-me muito mais confiante com a bola nos pés."

Atletas de elite
utilizam a técnica de
"imagem motora"
na qual eles se
imaginam realizando
suas atividades de
forma bem-sucedida,
há evidência de que
isto realmente pode
aumentar a chance
de sucesso.

Pequenas coisas

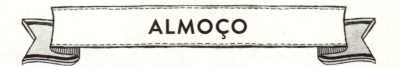
ALMOÇO

Coma peixes oleosos

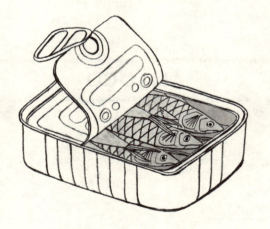

Como fazer: coma uma porção de cavala, salmão, sardinha, arenque ou anchovas pelo menos duas vezes por semana.

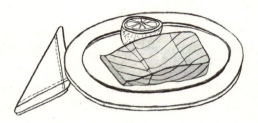

Hoje em dia, uma das coisas que eu realmente gosto de comer, seja no café da manhã, almoço ou jantar, é um peixe oleoso. Se você tivesse me falado isso há trinta anos, eu teria ficado estupefato. Quando era mais novo, eu odiava comer peixe. Na maior parte do tempo, ele era cozido em excesso, aguado ou submergido em um molho gelatinoso. Mas, hoje em dia, comemos um peixe oleoso pelo menos três vezes por semana, e geralmente a frequência é maior. Além de serem gostosos e super fáceis de preparar, os peixes oleosos são uma grande fonte de proteína e ácidos graxos ômega 3, que são ótimos para reduzir a inflamação crônica. O que, por sua vez, significa um menor risco de doenças cardíacas e depressão.

Quando se trata de suprir seus níveis de ômega 3, o *tipo* de peixe é importante: peixes brancos, como o bacalhau, são uma boa fonte de proteína e outros nutrientes, mas é baixo em ômega 3. E o atum em lata também não conta como um peixe oleoso. Então, o que você deve comer?

Pense nos seguintes peixes:

> Salmão
> Cavala
> Anchovas
> Sardinhas
> Arenque

ALMOÇO **105**

Vale a pena acrescentar peixes oleosos a sua dieta normal — mas sempre busque fontes sustentáveis. Os benefícios já comprovados são o impacto na saúde cardíaca, no entanto, comer peixes oleosos também já foi relacionado à redução do risco de câncer e demência, assim como uma melhor saúde das juntas.

O peixe oleoso é uma boa comida para o cérebro, como nossas mães sempre afirmaram? Sim. Pessoas que comem peixe têm cérebros maiores — particularmente os lóbulos frontais, uma área importante para o foco, e os lóbulos temporais, área crucial para a memória, aprendizado e cognição. Outros estudos mostraram que consumir ômega 3 pode melhorar a memória operacional, planejamento e foco — e até a fluência verbal. E não é só a performance cerebral — cientistas descobriram que o consumo de peixes oleosos melhora o humor e reduz sintomas de depressão.

O que acontece, então? O Dr. Simon Dyall, neurocientista nutricional na Universidade de Roehampton, explica que os ômegas 3 são feitos de ácidos graxos chamados EPA e DHA. "O DHA parece ser benéfico no processo de envelhecimento. Por outro lado, o EPA parece ser mais benéfico para o humor", afirma ele. "Também sabemos que eles têm um papel importante para evitar a inflamação e tanto na demência quanto no envelhecimento, o componente de inflamação é muito forte."

O fato de os peixes oleosos serem tão bons para reduzir a inflamação crônica é uma das razões pelas quais ingeri-los em excesso pode reduzir dores nas juntas e até proteger contra os efeitos da poluição no ar em sua pele, coração e níveis de gordura no sangue.

O Simon é um grande fã de peixes — e agora eu também sou. Especialistas recomendam comer peixes oleosos em vez de tomar suplementos, mas se você for vegano ou vegetariano, suplementos de ômega 3, que são produzidos de algas, são uma boa alternativa, óleos de peixe podem ajudar se você realmente odiar o sabor de peixe.

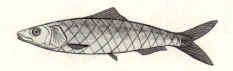

106 PEQUENAS COISAS

O peixe oleoso é uma boa comida para o cérebro, como nossas mães sempre afirmaram? Sim. Pessoas que comem peixe têm cérebros maiores — particularmente os lóbulos frontais, uma área importante para o foco, e os lóbulos temporais, uma área crucial para a memória, aprendizado e cognição. Outros estudos mostraram que consumir ômega 3 pode melhorar a memória operacional, planejamento e foco — e até a fluência verbal.

Pequenas coisas

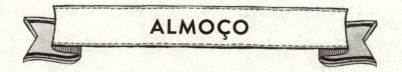
ALMOÇO

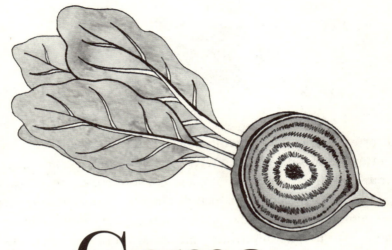

Coma beterraba

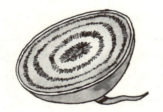

Como fazer: coma duas ou três beterrabas de duas a três vezes por semana.

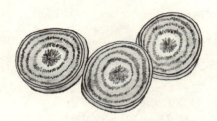

É provável que você acredite que a beterraba é uma raiz um pouco antiquada e com sabor de terra — e é —, mas estou impressionado com pesquisas que mostram que consumir esta hortaliça, seja em doses (é possível comprar suco de beterraba concentrado em garrafa) ou como parte da salada, pode proporcionar efeitos impressionantes no corpo. Já foi comprovado que ela melhora o desempenho físico e cognitivo e mantém seu coração saudável, podendo até lhe ajudar a correr mais rápido.

A beterraba tem uma cor rosa arroxeada intensa, que é um sinal da presença de um poderoso antioxidante chamado betalaína, que ajuda a combater os estragos do envelhecimento e é comprovadamente eficiente (em estudos laboratoriais) na eliminação de células cancerígenas do cólon.

Mas o segredo real da beterraba é o fato de que ela é incrivelmente rica em nitratos. Os nitratos adquiriram má fama porque são frequentemente adicionados a carnes conservadas como bacon, presunto e salame. Estudos mostram que consumir esses produtos em excesso pode aumentar o risco de desenvolver câncer de intestino.

Todavia, quando consumimos vegetais ricos em nitrato como a beterraba, algo incrível acontece. As bactérias naturais que vivem na boca transformam o nitrato em um composto químico chamado *nitrito*. Em seguida, este composto é transformado por outros processos no corpo em óxido nítrico, que ajuda a dilatar os vasos sanguíneos e aumentar o fluxo de sangue para os músculos, órgãos e cérebro.

Uma das formas nas quais o Viagra — a famosa pílula azul que ajuda no desempenho sexual de homens maduros — funciona acionando a liberação do óxido nítrico. Não é coincidência que os Romanos acreditassem que o suco da beterraba era um afrodisíaco poderoso.

Andy Jones, professor de fisiologia aplicada na Universidade de Exeter, tem como principal interesse o impacto que as beterrabas têm na resistência e no desempenho esportivo. Em um dos seus primeiros estudos, ele pediu a um grupo de homens, com idades de 19 a 38 anos, para tomar ou o suco de beterraba ou um placebo (suco de cassis) por seis dias, antes de completar uma série de testes extenuante em uma bicicleta ergométrica. Em seguida, os grupos foram trocados.

Quando o grupo tomou o suco de beterraba, eles conseguiram pedalar durante uma média de 11.25 minutos, 92 segundos a mais do que quando tomaram o placebo.

Em outro estudo, o professor Jones pediu que um grupo de ciclistas competitivos completassem uma série de provas cronometradas, de 16km, após tomar o suco de beterraba. O que eles não sabiam era que em uma ocasião eles tomaram o suco de beterraba normal e na outra tomaram o suco de beterraba com o nitrato removido. Os ciclistas foram, em média, 45 segundos mais rápidos quando tomaram suco com nitrato, o que seria significante em uma competição.

O efeito benéfico da beterraba é intensificado se você prefere treinos de alta intensidade, como eu. "Descobrimos que os voluntários que comeram beterraba cerca de duas horas antes de uma sessão de exercícios intensa conseguiram continuar se exercitando até 16% mais do que os que não comeram beterraba", diz ele. "Como resultado do nosso estudo, a beterraba fez muito sucesso com os atletas nas Olimpíadas de 2012 em Londres — quase todos os atletas tomavam suco de beterraba!"

O aumento em óxido nítrico causado pelo consumo de beterraba significa apenas que os vasos sanguíneos dilatam, o que permite que mais oxigênio chegue aos músculos, mas também torna os músculos mais eficientes.

O mesmo efeito benéfico parece se aplicar ao coração e cérebro. Estudos demonstram que o suco da beterraba pode melhorar o tempo de reação em adultos mais velhos, porém ativos, e também tem o potencial de reduzir o risco da maior causa de morte, o infarto.

"O óxido nítrico é um vasodilatador que faz com que os vasos sanguíneos se alarguem e permite um maior fluxo de sangue para os tecidos", explica o professor Jones. "Isto pode ser suficiente para reduzir tanto a pressão sanguínea que acaba reduzindo a possibilidade de eventos cardíacos e infartos."

Há alguns anos, participei de um pequeno estudo com o professor Jones, no qual pedimos a um grupo de voluntários com pressão alta para passar algumas semanas se alimentando com uma dieta rica em beterraba. Isto levou a uma queda da média da pressão sanguínea do grupo, cerca de 5mmHg, o que, se mantido, se traduziriam em uma redução no risco de infarto e ataque cardíaco de 10%. Isto está de acordo com outros ensaios clínicos aleatórios.

O professor Jones afirma que o momento ideal para comer beterraba é de duas a três horas antes de ir para a academia. "Isso porque é preciso um pouco de tempo para o corpo processar o nitrato. Contamos com as bactérias da boca para fazer esta conversão para nós, e isto leva tempo."

A maioria dos estudos foi feita com pessoas bebericando doses de suco de beterraba diariamente. Mas o Professor Jones sugere que, ao acrescentar um pouco de beterraba em sua dieta de forma regular, você pode manter seus níveis de nitrito complementados: "Nossa capacidade de produzir óxido nítrico naturalmente piora à medida que envelhecemos, o que é uma das razões pelas quais a pressão arterial tende a aumentar com a idade, portanto, uma maneira de compensar este declínio pode ser suplementar com nitrato da dieta", afirma ele. Mas fique avisado: a beterraba deixará sua urina rosada!

COMO CONSUMIR MAIS BETERRABA

A quantidade de nitrato na beterraba em conserva, embalada a vácuo ou pré-cozida é tipicamente baixa, por isso comprá-la crua ou plantar a sua é melhor. Os nitratos são solúveis em água, o que significa que se você descarta o líquido depois de cozinhar a beterraba, jogará fora boa parte dos nitratos. Experimente grelhar ou assar em vez de ferver — desta forma você reterá mais nitratos.

- ★ Corte o topo e a parte de baixo da beterraba, embrulhe em papel-alumínio e asse no forno de quarenta a cinquenta minutos, talvez enquanto está cozinhando outra coisa. Ela estará pronta quando você conseguir perfurá-la facilmente com um garfo. Coma quente ou fria, como acompanhamento ou cortada em cubos na salada.
- ★ Rale beterraba crua para fazer uma salada de repolho ou chucrute rosa (recomendo utilizar luvas para evitar manchas nos dedos).
- ★ Bata uma beterraba crua ou cozida em uma vitamina com maçã.
- ★ Faça um suco de beterraba com um pouco de suco de limão.
- ★ Compre suco de beterraba (procure a variedade sem açúcar).
- ★ É possível utilizar beterraba crua em bolos. De fato, você pode encontrar algumas receitas deliciosas com beterraba (incluindo *brownies* de beterraba) na conta de Instagram da minha esposa, Dra. Claire Bailey: Instagram.com/drclarebailey.

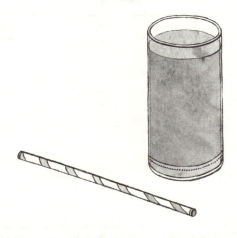

Pequenas coisas

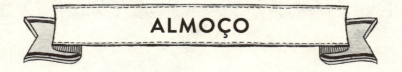
ALMOÇO

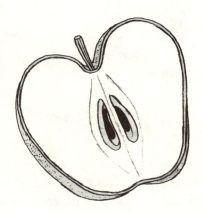

Uma maçã por dia

Como fazer: coma uma maçã, com casca, todos os dias.

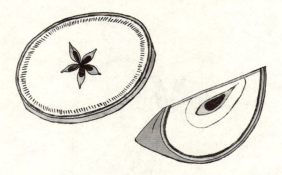

Quando eu almoço, seja um prato de peixe oleoso ou um sanduíche, gosto de terminar a refeição com uma maçã. Eu adoro o sabor e acho que ajuda a limpar o paladar. Maçãs também são minha sobremesa favorita, seja em um *crumble* de maçã, maçã assada ou bolo de maçã.

Por isso, fico muito feliz de dizer o velho ditado "uma maçã por dia para ficar longe do médico".

A Dra. Catherine Bondonno é nutricionista no Instituto de Pesquisa Nutricional da Universidade Edith Cowan, na Austrália Ocidental; certa vez, ela me disse que, além de conter muita fibra, as maçãs são ricas em compostos benéficos chamados flavonoides.

"Os flavonoides são produzidos por plantas para protegê-las da luz do sol e doenças. Acredita-se que eles têm o mesmo efeito protetor em humanos quando o ingerimos", explica a Dra. Bondonno. "Pesquisas demonstram que os flavonoides da fruta podem aumentar a produção de uma molécula em nosso corpo chamada óxido nítrico, que regula a pressão arterial e mantém a saúde dos vasos sanguíneos."

Como acabamos de ver na Pequena Coisa sobre beterraba, o óxido nítrico tem múltiplos benefícios à saúde.

A maioria dos flavonoides da maçã se escondem na casca ou logo abaixo dela, então o ideal é comer a maçã com casca para obter os maiores benefícios.

"Comer os flavonoides *com* fibra modifica a forma que o corpo quebra e absorve os compostos do flavonoide", explica ela. "Isso significa que os flavonoides passam do intestino delgado para o intestino grosso, onde bactérias boas os dividem em compostos chamados ácidos fenólicos, que ajudam a reduzir a inflamação e melhorar a pressão arterial."

"Trabalhando em equipe, os flavonoides e as fibras parecem aumentar a quantidade de bactérias boas e diminuir a quantidade de bactérias prejudiciais que residem no intestino", acrescenta ela.

A Dra. Bondonno diz que, além de reduzir a inflamação e melhorar a pressão arterial, foi demonstrado que as maçãs reduzem o colesterol e o risco de diabetes, e que elas contêm outros nutrientes, como as vitaminas C e K, além de minerais como cobre e potássio, que reforçam suas propriedades medicinais.

Em um estudo com o qual esteve envolvida onde durante quinze anos eles seguiram um grande grupo de mulheres, todas acima de 70 anos no início do estudo, foi descoberto que as mulheres que comeram pelo menos uma maçã por dia tinham 35% menos probabilidade de morrer durante este tempo do que aquelas que comeram menos maçãs.

As maçãs também podem ajudar na manutenção do peso. Um estudo americano descobriu que mulheres de meia idade que foram instruídas a comer 75g de maçã desidratada por dia não só reduziram os níveis de LDL (colesterol ruim) em 23%, mas apesar das calorias extras, elas perderam cerca de 1,5kg.

Apesar de não recomendar que a maçã seja descascada, você pode cozinhá-la sem destruir os compostos benéficos, que parecem durar bastante, mesmo que estejam armazenados há muito tempo. E se você tiver interesse em saber quais variedades são melhores, bem, a Dra. Bondonno testou várias delas e descobriu que as maçãs com a maior concentração de flavonoides são as Pink Ladies.

Gosto de comer maçãs no lanche, com iogurte no café da manhã e assada como pudim. Por que não fazer delas uma parte da sua alimentação regular?

ALMOÇO **117**

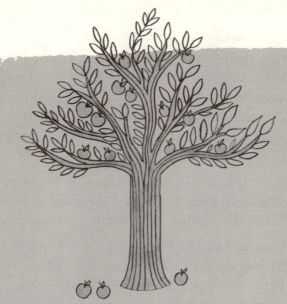

Trabalhando em equipe, os flavonoides e as fibras parecem aumentar a quantidade de bactérias boas e diminuir a quantidade de bactérias prejudiciais que residem no intestino.

Pequenas coisas

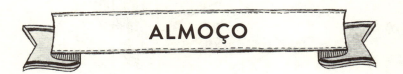

ALMOÇO

Tome sol

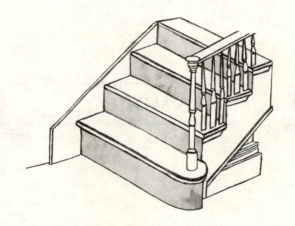

Como fazer: enrole as mangas da camiseta e as pernas da calça e sente-se de modo que possa receber o calor do sol durante um período de 10 a 45 minutos, dependendo de quão escura é a sua pele.

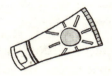

Por anos, fomos alertados que a exposição excessiva ao sol nos coloca em risco de desenvolver câncer de pele e envelhecimento prematuro da pele, o que é verdade. Porém, estudos mais recentes sugerem que uma pequena dose de luz solar todos os dias durante os meses do verão e inverno pode ser muito benéfica para a saúde — levantando o humor, reduzindo a pressão arterial e mantendo nosso sistema imunológico em boa forma. E se tiver cuidado para não se queimar, os benefícios são muito maiores que os riscos.

Um dos benefícios mais conhecidos de tomar sol é que isso elevará os níveis de vitamina D. Embora você possa obter vitamina D através de alguns alimentos, como peixes oleosos e gemas de ovo, a menos que você consiga comer MUITO peixe, é necessário buscar outras fontes. Felizmente, a pele é uma fábrica de vitamina D que recebe a luz do sol e a transforma nesse nutriente maravilhoso. Quando a luz do sol toca sua pele, acerta uma molécula presente nela, modificando-a para "pré-vitamina D", que em seguida é convertida em vitamina D nas próximas horas.

Além de ser vital para ossos fortes, a vitamina D contribui para o bom funcionamento do sistema imunológico. Estudos mostram que pessoas com níveis muito baixos também têm risco maior de desenvolver doenças cardíacas, demência, diabetes e esclerose múltipla — e até algumas formas de câncer.

De acordo com Ann Webb, professora de radiação atmosférica na Universidade de Manchester, a exposição diária à luz solar durante os meses da primavera e do verão ajudam a evitar a deficiência de vitamina D, mas se você vive no hemisfério norte, pode ser necessário tomar suplementação durante os meses de inverno (de outubro a março), quando o sol não é muito forte. Nesta época do ano, seria necessário fazer uma exposição muito mais longa e com mais pele exposta, para obter o mesmo efeito. Suspeito que poucas pessoas vão querer se sentar sob a luz do sol seminuas durante o inverno só para elevar os níveis de vitamina D.

A professora Webb me contou que durante a primavera e o verão "pouca e frequente" é a melhor abordagem e se você tiver pele muito clara, de dez a quinze minutos de exposição ao sol é suficiente para a pele desprotegida. Pessoas com pele mais escura devem tentar de 25 a 40 minutos, pois a pele escura tem mais melanina: ela é um protetor solar natural, mas também dificulta a habilidade da pele de absorver a vitamina D.

Tomar sol apenas no rosto provavelmente não será suficiente — se puderem, arregacem as mangas e as pernas da calça também.

Se você morar em um lugar muito quente, é melhor evitar de sair ao meio-dia, mas em lugares mais frios, como o Reino Unido, a melhor opção é sair no meio do dia, quando o sol está mais forte.

Obviamente, há outros benefícios em tomar sol além de gerar vitamina D. Como descobrimos (veja a página 40), a luz do sol é importante para reconfigurar nosso relógio interno — que é importante para pessoas que, como eu, sofrem de transtorno afetivo sazonal (TAS).

A luz do sol aciona a liberação de serotonina, um estimulante de humor natural que é deficiente em pessoas com TAS.

Além de tudo isto, a luz do sol ainda pode ajudar a reduzir a pressão arterial.

Cientistas da Universidade de Edimburgo mostraram que vinte minutos de sol em um braço é suficiente para estimular a produção de óxido nítrico, que pode fazer com que os vasos sanguíneos se expandam e consequentemente abaixa a pressão sanguínea.

Portanto, não evite o sol! Utilizado de forma sábia, ele é algo que realmente melhora a vida.

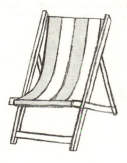

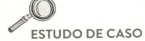

ESTUDO DE CASO

Marie, professora

A Marie foi diagnosticada com baixos níveis de vitamina D, após reclamar de se sentir cansada, pesada e letárgica. Mas simplesmente sair todos os dias entre 12h e 14h mudou tudo: "Eu amo o sol! Ele faz com que eu me sinta muito feliz. Depois de dez minutos no sol, eu me sinto relaxada e mais leve. É ótimo saber que estou me abastecendo de vitamina D, mas descobri que é uma revigorante pausa mental que me beneficia psicologicamente também."

POR QUANTO TEMPO DEVO ME SENTAR SOB A LUZ DO SOL?

A quantidade de tempo que você pode passar sob a luz do sol de forma segura dependerá do seu tipo de pele — peles mais escuras absorvem a vitamina D de forma mais lenta. Também é importante estar atento ao fato de que algumas medicações (como antibióticos) e produtos de pele (como o retinol) aumentam a sensibilidade da pele. Independente do tipo de pele, é importante sair do sol ou usar protetor solar para não se queimar.

Pele clara norte-europeia – 10 a 15 minutos
Pele mais escura, como do sul da Ásia e afro-caribenha – 25 a 40 minutos

ALMOÇO   **123**

Pequenas coisas

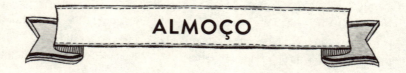
ALMOÇO

Tire uma soneca

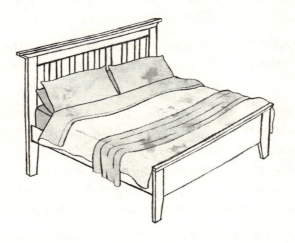

Como fazer: sempre que puder, tire uma soneca de vinte minutos depois do almoço.

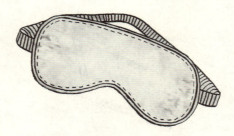

Se, como eu, você for alguém que não dorme bem e geralmente sente cansaço durante a tarde, em vez de tomar uma xícara de chá ou café, por que não tirar vantagem dessa queda de energia para dormir um pouco?

Você estará em boa companhia — o primeiro-ministro britânico Winston Churchill regularmente se recarregava com uma soneca vespertina, escrevendo em seus diários que "mesmo que ela dure apenas vinte minutos, será suficiente para renovar todas as forças vitais".

Ele claramente sabia do que estava falando, pois estudos recentes sugerem que uma soneca pode fazer maravilhas para a sua mente e corpo.

Tirar uma soneca não faz bem apenas para o humor e o bem-estar, mas muitos estudos demonstraram um link entre a soneca regular e a saúde do coração. Um estudo descobriu que uma soneca durante o dia foi associada com um risco 48% menor de ataque cardíaco, infarto ou insuficiência cardíaca — se houvesse um comprimido poderoso o suficiente para fazer isso os fabricantes fariam uma fortuna!

Se você (ou seu chefe) está preocupado que uma soneca vespertina seja autoindulgente demais, pode gostar de saber que ela pode melhorar sua capacidade de pensar também. Estudos mostram que se você não dorme o suficiente à noite, a soneca pode melhorar seu desempenho em testes e fortalecer sua capacidade em aprender e ser mais benéfico do que trinta minutos de sono durante a noite.

A Dra. Sarah Midnick, neurocientista cognitiva e pesquisadora do sono na Universidade da Califórnia, é uma grande fã: "Nossa pesquisa mostra que uma boa soneca pode produzir os mesmos benefícios que uma noite de sono completa", informa ela. "Pode ser uma ótima forma de aliviar o estresse e a ansiedade causada pelo sono insuficiente, ajudando a regular as emoções."

A equipe dela mostra que qualquer descanso que dure mais de cinco minutos pode ajudar, com diferentes durações de soneca concedendo diferentes benefícios. "Quando começamos a dormir, tipicamente entramos na primeira fase do sono por dois ou três minutos antes de passar para a fase dois, o que é ótimo para aprimorar a atenção, memória e habilidade motoras", explica ela.

"Uma soneca de vinte minutos é uma maneira útil de apertar o botão de reinicialização, aumentando a agilidade e a atenção, além de afiar as habilidades motoras (especialmente se precisar executar uma tarefa que exija movimentos musculares coordenados)."

Uma soneca de sessenta minutos lhe dá tempo suficiente para passar por uma fase do sono chamada de "ondas lentas", que, de acordo com a Dra. Midnick, pode ajudar a fortalecer a memória: "O sono de sondas lentas é como um 'feriado cardiovascular' que dá a todo o sistema a chance de se acalmar e ao corpo a chance de resgatar seus recursos e se recuperar do estresse do dia", afirma ela.

Uma soneca de noventa minutos, particularmente se tirada de manhã, dá acesso ao sono REM (do inglês: Rapid Eye Movement: "Movimento Rápido dos Olhos"). "Há muitas evidências de que ele melhora o estado criativo da mente, pois o lóbulo frontal do cérebro é desligado, o que permite conexões mais livres no cérebro."

A desvantagem de uma longa soneca — que tenha duração de mais de trinta minutos — é que ela pode reduzir seu sono e você pode ter mais dificuldade de dormir à noite. Assim, a maioria dos especialistas

ALMOÇO **127**

com que falei sugeriu que vinte a trinta minutos é a duração ideal. Busque tirar sua soneca no início da tarde, logo após o almoço — e antes das 15h — pois uma soneca no final da tarde pode interferir com o sono da noite.

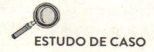

ESTUDO DE CASO

Caroline, especialista em saúde mental

Caroline se levanta às 5h todos os dias para se exercitar e se divide entre os desafios de trabalhar e ser mãe de três crianças. Ela diz: "Meu sono é frequentemente quebrado e eu passo boa parte do dia sentindo cansaço — geralmente estou destroçada às 14h ou 15h — mas simplesmente continuo acordada. A ideia de dormir me parece autoindulgente demais. Sempre tenho coisas demais para fazer para priorizar uma soneca.

Quando iniciei, achei difícil começar a dormir, possivelmente porque não é minha rotina normal, embora seja muito bom me deitar e descansar, mesmo sem dormir. Entretanto, fui melhorando em conseguir dormir imediatamente — uma máscara para os olhos ajuda muito e eu definitivamente notei uma melhora na minha produtividade durante a tarde. Depois de uma noite de sono ruim, tudo parece uma batalha, mas quando consigo tirar uma soneca, as coisas parecem mais tranquilas. De fato, às vezes ela é mágica — parece que estou ganhando uma pausa merecida!"

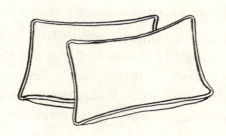

Se você (ou seu chefe) está preocupado que uma soneca vespertina seja autoindulgente demais, pode gostar de saber que ela pode melhorar sua capacidade de pensar também.

Pequenas coisas

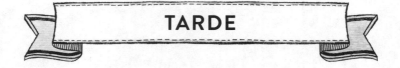

TARDE

Compre algumas plantas

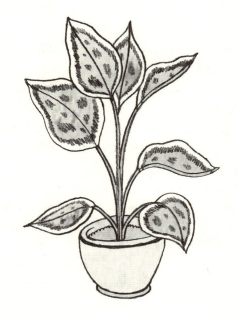

Como fazer: coloque cinco plantas de rápido crescimento nos cômodos que você utiliza com mais frequência.

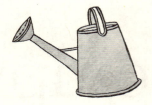

Passo muito tempo no escritório da minha casa. Ele sempre foi um cômodo muito sem graça, mas funcional, porém, recentemente comecei a enchê-lo de plantas. Escolhi espécies muito resistentes como a aspidistra (que é quase impossível de matar), o clorofito (idem) e a espada-de-são-jorge. Elas acrescentam vida ao cômodo, e a mim.

Eu não sou muito bom com plantas e não sei nada sobre horticultura, mas gosto de plantas e tenho muito interesse nas pesquisas que sugerem que as plantas domésticas podem estimular a memória, produtividade, humor e até reduzir a poluição do ar dentro de casa — além disso, é claro, elas ficam lindas.

Meu interesse no poder das plantas domésticas começou por causa do Estudo sobre Ar Limpo da NASA realizado em 1989 por cientistas da NASA que estavam interessados em investigar formas de melhorar as condições de vida para os astronautas no espaço. Eles mostraram que colocar certas plantas em um espaço fechado pode reduzir a quantidade de compostos orgânicos voláteis (COVs) no ar. Os COVs são substâncias químicas normalmente liberadas no ar por materiais de construção, sprays aerossóis e produtos de limpeza. Um COV, o limoneno, é frequentemente adicionado a produtos de limpeza para fornecer um aroma cítrico, mas pode reagir com o ozônio no ar e formar uma substância desagradável chamada formaldeído, tradicionalmente utilizada para preservar cadáveres. Algumas pessoas são mais sensíveis que outras, mas de acordo com a American Lung Association, "Os COVs podem irritar os olhos, o nariz e a garganta, dificultar a respiração e causar náusea, além de poder danificar o sistema nervoso central assim como outros órgãos". Eles são uma causa reconhecida da "síndrome do edifício doente".

Caso você pesquise o termo "NASA Clean Air Study" na internet, encontrará os tipos de plantas que foram testadas, mas no top 10 descobrirá a hera inglesa, a jiboia, o lírio da paz, a sempre-verde chinês e a sansevieria (planta-cobra).

Se você mora em uma casa arejada ou tem um escritório bem-ventilado, provavelmente não terá problema. Muitas casas e escritórios modernos, no entanto, podem apresentar altos níveis de COVs, pois são mais fechados para economizar energia. O nível de COV dependerá de quão bem ventilado é o espaço e quantos produtos liberadores de COV você utiliza. Mas também pode depender de quantas plantas você mantém em casa.

Em 2006, quando pesquisadores do Plants and Environmental Quality Group, na Austrália, realizaram um estudo no qual plantas domésticas foram inseridas em sessenta escritórios com altos níveis de COV, eles descobriram que as plantas rapidamente reduziram os níveis entre 60% e 75%. A conclusão foi que "plantas em vaso podem proporcionar uma forma eficiente, autorreguladora, de baixo custo e sustentável para lidar com a poluição em lugares fechados".

Mas será que elas realmente melhoram a saúde? Em outro estudo, pesquisadores noruegueses avaliaram o impacto de introduzir plantas em um escritório, uma escola e no departamento de radiologia de um hospital. Quando colocaram plantas no escritório, as pessoas relataram menos tosse, dores de cabeça e fatiga. Os pesquisadores notaram uma redução similar em queixas relacionadas à saúde no hospital e na escola.

E graças ao fato de que, durante o dia, elas absorvem o dióxido de carbono e expelem oxigênio, as plantas também podem reduzir os níveis de dióxido de carbono e aumento da umidade — duas coisas que fazem com que nos sintamos melhor. Os altos níveis de dióxido de carbono causam tontura ou dor de cabeça e isto pode prejudicar o pensamento e a tomada de decisões.

Seja graças à melhoria da qualidade do ar, ou apenas pelo prazer que sentimos de ter a natureza ao redor, há boas evidências de que as plantas proporcionam um efeito positivo no bem-estar, no foco e na concentração.

A Dra. Tijana Blanusa, da Universidade de Reading, é a principal cientista hortícola da Royal Horticultural Society. Durante anos, pesquisou o impacto de plantas domésticas nos humanos. Suas análises mostraram que ter plantas no escritório proporciona um impacto extremamente positivo. Em um estudo, que envolveu a introdução de plantas e depois a remoção, ela descobriu que as pessoas relataram mais estresse e apresentaram redução na eficiência e na atenção após o recolhimento das plantas.

"Se você tiver um grande problema no trabalho ou em casa, nenhuma planta resolverá para você", acrescenta ela, "mas no que se trata de pequenas tarefas cotidianas, as plantas têm um papel positivo a desempenhar".

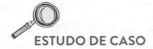

ESTUDO DE CASO

Delvinia, de Belfast, tem uma casa cheia de plantas domésticas, mas me contou que o escritório é uma área sombria, sem plantas. Então, pedi a ela que trouxesse quatro plantas da casa, as colocasse na mesa de trabalho e depois monitorasse seu humor, produtividade e padrões de sono durante uma semana. "Depois de apenas três dias, percebi que estava me sentindo muito mais feliz no trabalho. Percebi que tinha que pausar o que fazia de vez em quando para regar as plantas, o que deu ao meu cérebro uma pausa (veja 'Faça uma pausa', na página 75). Também percebi que alguns colegas chegam no meu escritório para comentar sobre quão bonitas estão as plantas, estamos conversando mais. Este toque verde extra no meu escritório ilumina meu dia e me deixa mais feliz. Tenho planos de trazer mais plantas e criar um pequeno jardim tropical aqui."

QUAIS PLANTAS?

A Dra. Blanusa diz que são necessárias cinco ou seis plantas em um cômodo para realmente causar um impacto. As plantas que crescem rápido, são sedentas e fisiologicamente ativas tendem a proporcionar os maiores benefícios, como o lírio-da-paz e a jiboia. Embora as suculentas e os cactos sejam ótimas plantas iniciais por serem tão fáceis de cuidar, ela diz que proporcionam menos benefícios pois têm uma "troca de gases" mais limitada.

Ela também afirma que é possível reforçar os benefícios mantendo as plantas em lugares onde tenham acesso a altos níveis de luz: "Quanto mais luz você der a elas, melhor será seu desenvolvimento".

- **Espada-de-são-jorge** (também conhecida como língua-de-sogra ou sansevieria, tem longas e elegantes folhas pontudas)
- **Clorofito** (extremamente tolerante e fácil de manter)
- **Hera**
- **Lírio-da-paz**
- **Aloe vera** (elegantes pontas verdes com folhas estreitas e carnudas)
- **Alecrim** (uma bela erva para cozinhar; esfregue algumas folhas entre os dedos e inale o delicioso aroma)

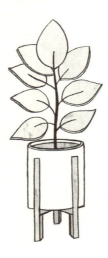

Pequenas coisas

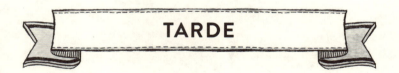

TARDE

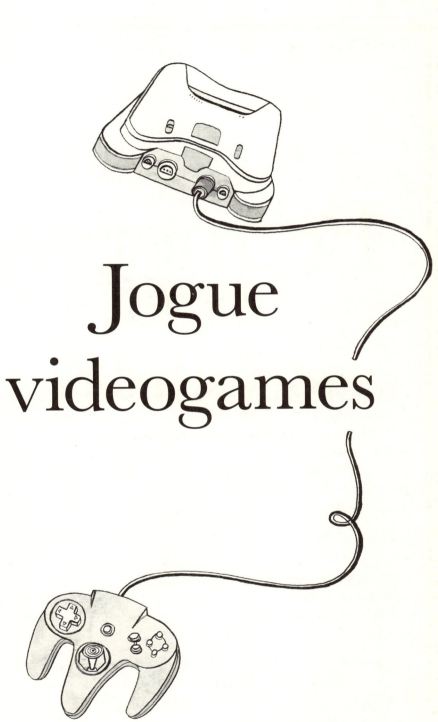

Jogue videogames

Como fazer: jogue um jogo de ação por trinta minutos por dia.

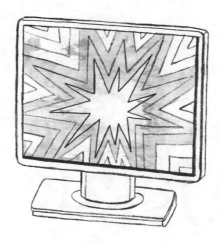

Meus três filhos passaram uma boa parte de seus anos de adolescência jogando videogame, algo pelo qual minha filha demonstra nenhum interesse. Isso é engraçado. Sempre acreditei que jogar videogame fosse um desperdício de tempo monumental. Como a maioria dos pais, também via estes entretenimentos como altamente viciantes, além de julgar que fazem mal para os olhos e para a capacidade de atenção. Mas, por mais que eu odeie admitir, estava errado.

Pesquisas recentes sugerem que jogos de ação podem ser bons para o cérebro e até para a visão. Foi demonstrado que jogos melhoram a memória de trabalho (sua habilidade de recordar-se de mais de uma coisa por vez), foco e a habilidade de executar várias tarefas ao mesmo tempo. Há evidências de que eles podem até mudar áreas do cérebro relacionadas ao raciocínio e resolução de problemas.

A neurocientista cognitiva Daphne Bavelier é professora na Universidade de Geneva e especialista no impacto dos videogames no comportamento. "Como mãe de três filhos, compartilho a preocupação sobre os videogames serem ruins, mas como cientista fiquei feliz de ver como alguns videogames podem ter um efeito positivo no cérebro e no comportamento", compartilha ela.

"Os jogos certos realmente podem aprimorar a capacidade de prestar atenção; além de melhorar a percepção (quão bem você vê e ouve), cognição especial, memória de trabalho e a habilidade de ser multitarefa. Acreditamos que jogar realmente faz com que o cérebro se torne mais eficiente no processamento de informações."

Os jogos que proporcionam os benefícios cognitivos mais fortes parecem ser os de ação que demandam tomada de decisão rápida, navegação em ambientes diferentes e o encontro de alvos visuais. Estes tipos de jogos apresentaram resultados no aumento da massa cinzenta em uma área associada com o raciocínio abstrato e a resolução de problemas. "Percebemos que pessoas que jogam videogames de ação tendem a ter um ótimo desempenho nos testes de atenção — e o efeito é particularmente acentuado nas pessoas que praticam jogos de 'tiro' em vez de jogos de participação ou quebra-cabeça", explica a professora Bavelier.

Parece que os jogos melhoram a habilidade de fazer diversas coisas ao mesmo tempo, ignorando distrações e localizando detalhes em cenas confusas e movimentadas. Estes tipos de habilidades são, obviamente, úteis na vida real, bem como no assassinato de aliens.

E o lado ruim dos videogames? Os fabricantes utilizam todos os tipos de truques para que as pessoas joguem por mais tempo. Os jogos podem ser viciantes: quanto mais você joga, mais os deseja. Mas estudos demonstraram que eles não necessariamente incitam comportamentos agressivos ou violentos como se suspeitava.

Eles também não parecem ser ruins para os olhos. A professora Bavelier diz que jogadores jovens parecem ter uma visão superior. De fato, um estudo descobriu que passar uma hora por dia em jogos de ação melhorou uma forma de visão chamada "sensibilidade ao contraste". Esta é a habilidade de distinguir entre tons de cinza, e ela se deteriora naturalmente quando envelhecemos.

TARDE **139**

Então, estou velho demais para começar a praticar? A professora Bavelier recomenda que adultos mais velhos como eu, que iniciantes nesse segmento, comecem com jogos de pilotagem: "Qualquer jogo onde é necessário traçar um caminho e, ao mesmo tempo, evitar distrações e obstáculos, além de coletar pontos, ajudará a aprimorar a atenção e controle de atenção", informa ela.

Seus estudos mostram que, se você jogar por trinta minutos, cinco dias por semana, verá melhoras cognitivas em cerca de três meses.

Folha de consulta para jogadores: fale como um profissional utilizando os seguintes termos:

- ★ "Eles estão flanqueando" — um oponente está tentando atacá-lo de um ângulo diferente.
- ★ "Lobby" — a sala de espera onde os jogadores se agrupam antes de o jogo começar.
- ★ "Party" — um grupo de aventureiros que formam uma equipe para jogar.
- ★ "Respawn" — o personagem renasceu (efetivamente voltou dos mortos) e o jogador eliminado volta para a partida.
- ★ "Noob" — novato/não familiarizado com o jogo.
- ★ "Camper" — a pessoa que fica escondida apenas esperando algum oponente aparecer para acertar o tiro, normalmente de uma arma estilo sniper rifle.
- ★ "AFK" – AFK, ou Away From Keyboard, descreve um jogador que está literalmente longe do teclado.
- ★ "Kick/Kickar" — quando um jogador é expulso, ele é kickado da partida. Os jogadores podem votar para a expulsão caso o jogador esteja apresentando mau comportamento ou não esteja ajudando o time.
- ★ "Call" — a ordem ou comando para a execução de alguma jogada. É comumente usada em jogos multiplayer online para coordenar a ação do grupo.

Parece que os jogos melhoram a habilidade de fazer diversas coisas ao mesmo tempo, ignorando distrações e localizando detalhes em cenas confusas e movimentadas. Estes tipos de habilidades são, obviamente, úteis na vida real, bem como no assassinato de aliens.

Pequenas coisas

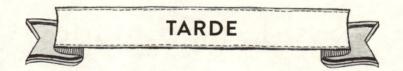

TARDE

Espaços verdes

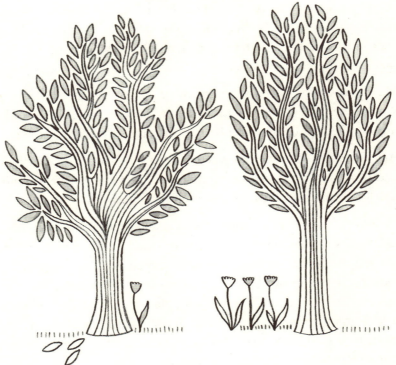

Como fazer: Tente passar algumas horas por semana em um espaço verde, aproveitar a vista, sons e cheiros.

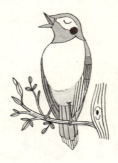

A Clare e eu temos sorte de morar perto de um bosque e no limite de muitas zonas rurais de fácil acesso. Isso significa que à tarde eu posso me afastar do computador e passar um tempo na natureza. É ótimo simplesmente poder parar, olhar em volta, sentir o cheiro das árvores, ouvir os sons dos pássaros e apreciar a luz que atravessa as folhas. Pausar para ouvir e perceber seu ambiente desta forma muda o seu foco para fora de si, te deixa mais envolvido no mundo ao seu redor e menos nos próprios pensamentos.

Há muitos estudos mostrando que estar em espaços verdes pode ajudar a reduzir o estresse e a ansiedade. Não só isso, surpreendentemente, também pode ajudar a fortalecer seu sistema imunológico.

As evidências são tão convincentes que, na Escócia, os médicos começaram a prescrever essa atividade para os pacientes, enquanto no Japão, foi criada a tradição do "banho de floresta".

Para obter os benefícios máximos, você deve tentar se conectar com TODOS os sentidos possíveis: audição, olfato, tato e visão do mundo ao seu redor. Há alguns benefícios específicos de respirar fundo quando estamos em um bosque. Isto porque estamos inalando fitocidas — os "óleos essenciais" emitidos pelas árvores. Estas substâncias químicas orgânicas são criadas pelas árvores para que elas se protejam de micróbios e insetos, mas eles também demonstraram melhorar o humor e reforçar o sistema imunológico.

"Passar tempo em espaços verdes acarreta dois efeitos principais no sistema imunológico", diz a professora Ming Kuo, que é diretora do Laboratório de Paisagem e Saúde Humana da Universidade de Illinois. "Acalma o que precisa ser acalmado e fortalece o que precisa ser fortalecido."

"A natureza acalma nosso sistema de citocinas inflamatórias, que são alarmes para o corpo. Quando elas ficam estimuladas demais, o corpo monta uma defesa, chamada de tempestade de citocinas, que pode ser fatal — especialmente se você contrair uma doença como a Covid."

"Porém, a natureza também fortalece nosso aparato de imunidade ao aumentar o número de 'células assassinas' naturais em nosso sistema — o trabalho delas é combater os vírus." De fato, pesquisas demonstraram que passar tempo na natureza pode aumentar o número de células assassinas em 50%, além de reduzir as citocinas inflamatórias em, também, 50%.

Em outras palavras, passar tempo em espaços verdes não só mantém nosso sistema imunológico afinado e forte, mas também garante que ele não tenha uma reação exagerada.

A professora Kuo afirma que mesmo com baixas doses de imersão nos espaços verdes, é possível obter benefícios pequenos, mas duradouros — por exemplo, morando em uma rua cheia de árvores e contemplando paisagens verdes. Mas os maiores benefícios talvez venham do meu passatempo favorito: caminhar no bosque.

Então, vá a um parque ou bosque sempre que tiver a chance.

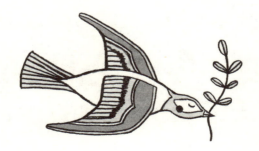

É ótimo simplesmente poder parar, olhar em volta, sentir o cheiro das árvores, ouvir os sons dos pássaros e apreciar a luz que atravessa as folhas. Pausar para ouvir e perceber seu ambiente desta forma, muda o seu foco para fora de si, te deixa mais envolvido no mundo ao seu redor e menos nos próprios pensamentos.

Pequenas coisas

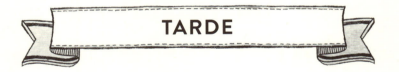
TARDE

Levante-se

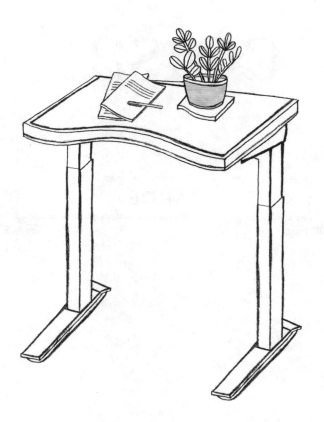

Como fazer: fique de pé por dois ou três minutos a cada hora.

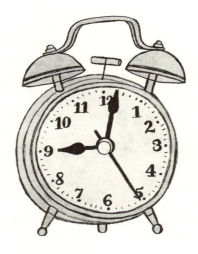

Se você trabalha sentado, como muitos de nós, no final da tarde terá passado muito tempo em posições que prejudicam o corpo. Felizmente, há uma solução simples: fique de pé! Passar mais tempo assim beneficia os níveis de açúcar no sangue e os ossos. Pode até melhorar a saúde psicológica.

Há muito tempo sabemos que sentar-se por muito tempo, especialmente sem intervalo, faz mal à saúde. Nos anos 1950, os pesquisadores destacaram uma grande diferença na saúde entre os motoristas de ônibus (que passavam o dia sentados) e os cobradores (que ficavam na parte traseira do ônibus distribuindo passagens). Eles descobriram que os motoristas tinham o dobro de chance de ter ataques cardíacos em relação aos cobradores.

Desde então, diversos estudos têm mostrado que um estilo de vida sedentário aumenta o risco de diabetes tipo 2, doenças cardíacas, envelhecimento em geral e morte por todas as causas.

No entanto, estudos mostram que muitas pessoas passam dez horas ou mais por dia sentadas. Se você é motorista, pode não ter muita escola, mas se o seu trabalho ou estilo de vida permitir, tente ficar de pé tanto quanto possível — pode fazer uma grande diferença, tanto física como mentalmente.

John Buckley, professor de ciências aplicadas ao exercício no Centro Universitário, em Shrewsbury, me contou que quando nos sentamos por longos períodos, o corpo entra em modo de "dormir", desligando muitas das funções importantes que nos mantêm saudáveis. "Como caçadores-coletores, fomos projetados para estar em movimento a maior parte do dia", diz ele. "Ficar sentado desacelera o metabolismo e deixa tudo cair para o nível de descanso.

Entretanto, quando nos levantamos, todos os sistemas funcionam de maneira otimizada, a gravidade puxa nosso corpo sem que percebamos — essa força sutil e constante nos ajuda a manter a força muscular e a densidade óssea também."

Parece que o corpo precisa do constante e quase imperceptível aumento na atividade muscular que ficar de pé proporciona. Este simples movimento nos ajuda a manter o nível de açúcar no sangue que é tão importante sob controle.

Você talvez tenha esperança de compensar os males de passar o dia todo sentado com uma ida à academia, mas novas evidências sugerem que, a menos que esteja fazendo quarenta minutos de exercício moderadamente vigoroso todos os dias, não conseguirá desfazer os danos que ficar sentado causa. Pior ainda, se ficar sentado por longos períodos todos os dias, pode estar reduzindo os benefícios de qualquer exercício que faça.

A resposta está em aproveitar as oportunidades de ficar em pé sempre que puder durante todo o dia e adquirir o hábito de passar mais tempo de pé do que sentado.

DICAS PARA FICAR DE PÉ

★ Invista em uma mesa para trabalhar em pé. Um experimento recente descobriu que, após doze meses utilizando esse tipo de mesa, voluntários relataram sentir menos ansiedade, menos fadiga e maior engajamento no trabalho.

★ Ajuste um alarme no telefone para lembrar de ficar de pé por algum tempo a cada trinta minutos.

★ Quando o telefone tocar, levante-se para atender (melhor ainda, caminhe e fale).

★ Comece a fazer "reuniões em pé" ou "reuniões caminhando".

★ Fique de pé no transporte público.

★ Deixe o controle remoto longe, assim terá que se levantar toda vez que precisar trocar de canal.

★ Fique de pé durante os comerciais de TV e faça alguns alongamentos e agachamentos.

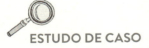

ESTUDO DE CASO

Jake, gerente de comunidade

"Costumava passar 99% do meu dia sentado, de fato, quase não me movia o dia todo, com exceção do horário de almoço, então foi uma grande mudança quando o Dr. Mosley me pediu para tentar ficar de pé uma vez a cada hora. Uma coisa que fiz foi organizar reuniões de pé com meus colegas, espaço em que percebi que me sentia mais engajado. Depois, eu comecei a ficar naturalmente de pé para atender chamadas telefônicas. Realmente faz com que eu me sinta mais produtivo. Normalmente, eu ia para casa e passava a noite sentado em frente à TV, mas após ficar de pé alguns períodos durante o dia, me sinto mais energizado — é um hábito fácil de aderir!"

Como caçadores-
-coletores, fomos
projetados para
estar em movimento
a maior parte do
dia. Ficar sentado
desacelera o
metabolismo e deixa
tudo cair para o nível
de descanso.

Pequenas coisas

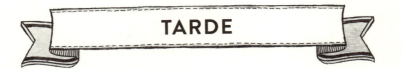

TARDE

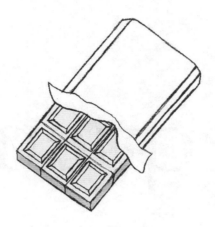

Coma chocolate

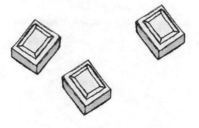

Como fazer: troque os doces por alguns quadradinhos de chocolate amargo.

Eu sou muito fã de doces e a única forma de evitar o descontrole é garantir que eles não em casa — e certamente nada de chocolate ao leite. Mas eu me permito um doce no final da tarde — ou após o jantar — de dois quadrados de chocolate amargo. Me ajuda a satisfazer a vontade de comer algo doce e, ao mesmo tempo, oferece benefícios à saúde, como diminuir a pressão arterial e estimular o cérebro.

Os benefícios do chocolate amargo vêm de compostos chamados flavonoides que anteriormente encontramos nas maçãs. Os flavonoides também estão presentes no cacau — quanto mais escuro é o chocolate, mas flavonoides ele contém. Infelizmente, não há flavonoides no chocolate branco e muito pouco no chocolate ao leite, que eu prefiro. Com o chocolate branco e o chocolate ao leite, os fabricantes removem o sabor amargo do cacau, acrescentando açúcar e leite para deixá-lo mais palatável, mas é justamente nesses compostos amargos que estão os benefícios à saúde.

A professora Aedin Cassidy é diretora de pesquisa interdisciplinar na Universidade Queens Belfast e especialista em chocolates. Ela me contou que um motivo para comer chocolate amargo regularmente é que "experimentos consistentemente mostram os benefícios e melhoras na pressão arterial, fluxo sanguíneo, níveis de insulina e colesterol".

Inicialmente, os pesquisadores fizeram a conexão entre o cacau e a saúde quando estudos populacionais envolvendo povos indígenas no Panamá demonstraram que a pressão arterial deles não aumentou com a idade, como acontece em muitas outras partes do mundo. De acordo com eles, isto aconteceu devido às grandes quantidades de cacau não adoçado que o povo Guna tipicamente toma (até cinco xícaras por dia).

Mais recentemente, um estudo randomizado controlado foi realizado na Alemanha e publicado no *Journal of the American Medical Association* mostrou que comer chocolate aguardo realmente traz alguns benefícios modestos. Neste estudo, 44 adultos de meia idade com pressão alta foram solicitados a comer ou 6g de chocolate amargo (dois quadrados pequenos) ou 6g de chocolate branco todas as noites por dezoito semanas.

No final do estudo, somente as pessoas que comeram o chocolate amargo relataram melhoras na pressão arterial, que caiu uma média de 3mmHg. Não parece muito, mas foi o suficiente para reduzir as taxas de hipertensão no grupo de 86% para 68%.

Então, como o chocolate amargo pode ser bom para nós? Bem, em parte é porque, como no caso da beterraba (veja a página 110), comer chocolate amargo leva à produção de óxido nítrico, que faz com que os vasos sanguíneos se expandam e, consequentemente melhora o fluxo do sangue. Mas a professora Cassidy também acredita que os flavonoides no chocolate amargo podem "alimentar" as bactérias boas que vivem no intestino.

"Uma das novas áreas de pesquisa mais fascinantes é o impacto do intestino em outros aspectos da saúde mental e física", disse ela. "Quando comemos chocolate amargo, parece que os flavonoides chegam até o intestino grosso antes de serem metabolizados. Lá, as bactérias intestinais os trituram e os convertem em compostos especiais que depois vão para o coração e cérebro. São estes compostos que parecem ter o potencial de produzir efeitos protetores — eles parecem estimular o fluxo sanguíneo no cérebro, o que auxilia o aprendizado e a memória."

A professora Cassidy recomenda escolher um chocolate com cerca de 50% de cacau — uma concessão entre níveis altos de sólidos de cacau (que podem ser muito amargos) e níveis baixos de sólidos de cacau (que pode ser muito calórico e pode ser tentador exagerar).

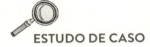

ESTUDO DE CASO

Christine, gerente ocupada no serviço de saúde

Christine geralmente está rodeada de doces, que ela e outros médicos utilizam para manter a energia durante turnos longos. Pedi a ela que ignorasse os bolos e donuts e, em vez disso, comesse dois quadrados de chocolate amargo toda vez que sentisse vontade de comer algo doce. Ela ficou muito feliz em aceitar o desafio. "Estou me acostumando ao sabor do chocolate amargo — é difícil comer apenas dois quadrados, mas acho que é suficiente para me dar um estímulo quando estou com dificuldade de fazer uma tarefa difícil. De fato, fiquei surpresa em quão bem apenas dois quadrados me fazem, me ajudam a passar pelo cansaço da tarde e chegar à noite bem-disposta."

QUANTO MAIS AMARGO MELHOR

Quanto mais sólidos de cacau o chocolate tiver, mais antioxidantes ele tende a contribuir.

20g de chocolate amargo (60% de sólidos de cacau) contém 34mg de flavonoides
20g de chocolate ao leite contém 14mg de flavonoides
20g de chocolate branco não contém flavonoide

Inicialmente, os pesquisadores fizeram a conexão entre o cacau e a saúde quando estudos populacionais envolvendo povos indígenas no Panamá demonstraram que a pressão arterial deles não aumentou com a idade, como acontece em muitas outras partes do mundo.

Pequenas coisas

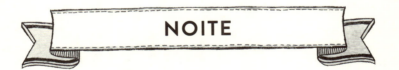

NOITE

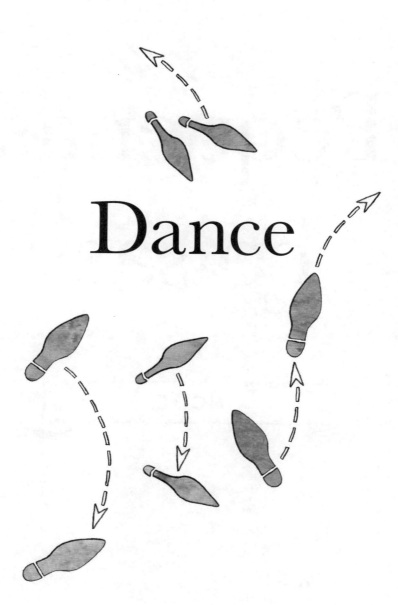

Como fazer: passe de cinco a dez minutos dançando todos os dias.

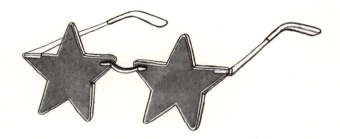

Se você prefere algo um pouco mais fisicamente ativo do que videogames, que tal começar a dançar? Não sou um dos melhores dançarinos, mas gosto de sair para dançar salsa com minha esposa Clare de vez em quando. Se gostar de dar alguns passos, ficará feliz de saber que dançar e fazer novas coreografias demonstrou ser mais eficaz do que os exercícios regulares para melhorar os músculos, o equilíbrio e a saúde cerebral. Dançar vigorosamente pode fazer seus batimentos chegarem a 140 bpm e oferecer uma grande combinação de exercícios de baixa e alta intensidade no processo.

Além disso, foi demonstrado que a dança ajuda a aliviar a depressão, reduz o risco de doenças cardíacas e derrame, melhora a memória e protege contra demência.

E a boa notícia é que não é preciso ser bom em dança. A Dra. Julia Christensen, do Instituto Max Planck, na Alemanha; uma ex-dançarina que se tornou neurocientista, me contou que dançarinos que competem ficam muito estressados quando estão se apresentando, mas a chave para obter os benefícios da dança é estar relaxado. Então, apenas aproveite e dance como se ninguém estivesse vendo (o que provavelmente é verdade).

A Dra. Christensen afirma que os benefícios proporcionados durante a audição de uma música são potencializados através da dança, com o acréscimo do aspecto social. Por encorajar a coesão e a união do grupo, a dança parece ser mais eficiente para reduzir o estresse do que simplesmente ouvir música.

A dança também parece melhorar a atenção e as habilidades de planejamento e execução de múltiplas tarefas.

Estudos com imagens cerebrais demonstraram que dançar pode aumentar o volume do hipocampo (uma área do cérebro que lida com a memória espacial) e melhorar a massa branca (o número de células nervosas) em áreas do cérebro associadas ao processamento da velocidade e da memória.

Algumas das mais fascinantes pesquisas da Dra. Christensen são as que investigam a ciência da "interocepção", a consciência dos sentimentos corporais: "Ao colocar pequenos eletrodos em seus dedos, foi possível demonstrar que as pessoas que dançam são mais capazes de reconhecer emoções em outras pessoas — seus corpos realmente reagem de maneira diferente às expressões emocionais".

Aparentemente, todos somos dançarinos naturais — até eu! "Os humanos são a única espécie com uma conexão específica entre a orelha e a perna, o que significa que estamos conectados para nos sintonizar ao ritmo dos movimentos", diz ela.

Dançar com alguém é obviamente mais divertido que dançar sozinho e pode nos ajudar a lidar com a dor, pois dançar com alguém animadamente desencadeia a liberação de endorfinas, hormônios poderosos que podem aliviar a dor e gerar sentimentos positivos.

O melhor a se fazer é participar de uma aula semanal. Isso aumenta a probabilidade de que você continue. Ou também pode se inscrever em aulas online para começar em casa. Há muitos benefícios em fazer uma coreografia na cozinha ou fazer uns passinhos no quarto.

Acho que dançar é realmente uma das melhores formas de manter o corpo e a mente saudáveis. Alivia o estresse, é um exercício físico e principalmente: a sensação é ótima.

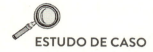

ESTUDO DE CASO

Lorne, proprietária de empresa de viagens de Edimburgo

"A última vez que dancei foi quando ganhei um concurso de dança na escola — mas isso foi há muito tempo! Porém, passei uma semana dançando um pouquinho todas as manhãs com meus filhos. Pode parecer meio bobo às vezes, eu dançando enquanto todo mundo está correndo para tomar café da manhã e sair de casa, mas é divertido e é uma ótima forma de começar o dia — definitivamente me deixa de bom humor. Estou até fazendo aulas online agora — acho que virará uma nova rotina de exercícios para mim."

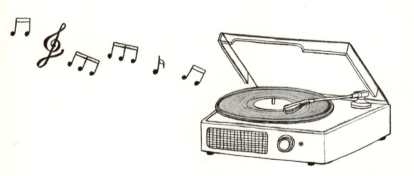

Aparentemente, todos somos dançarinos naturais — até eu! Os humanos são a única espécie com uma conexão específica entre a orelha e a perna, o que significa que estamos conectados para nos sintonizar ao ritmo dos movimentos.

Pequenas coisas

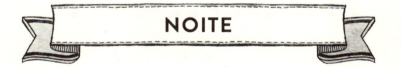

NOITE

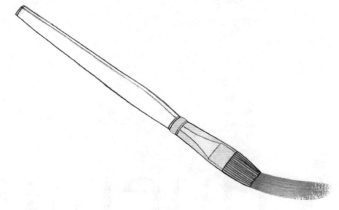

Aprenda uma nova habilidade

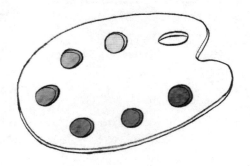

Como fazer: escolha algo que goste de fazer e que seja divertido, devote de vinte a trinta minutos a essa atividade por dia.

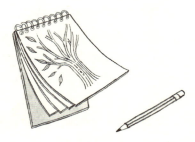

Recentemente comecei a pintar. Foi a primeira vez que tentei desenhar alguma coisa desde que era criança e a primeira vez que trabalhei com pintura a óleo. Quando a modelo chegou e se drapejou em uma cadeira, fiquei apavorada. Não fazia ideia de por onde começar.

A professora de arte nos ensinou o básico sobre perspectiva e como misturar os óleos, depois nos deixou trabalhar. Fiquei ali por algumas horas, e fiquei surpresa com o quão fascinante era o trabalho com as tintas. As mãos da modelo saíram completamente erradas e os pés ficaram parecendo dois borrões cor-de-rosa feios, mesmo assim fiquei satisfeita com o resultado. E quero voltar à aula.

Jogar videogames, aprender a dançar ou tentar pintar são atividades muito desafiantes, principalmente na minha idade (65 anos), mas é justamente por serem desafiantes que elas têm um efeito tão poderoso no cérebro em envelhecimento. Como o presidente dos Estados Unidos John F. Kennedy disse, ao lançar a corrida americana à lua, "Escolhemos ir à Lua nesta década e fazer as outras coisas, não porque isto é fácil, mas porque é difícil".

É um sentimento com o qual Alan Gow, que é professor de psicologia na Universidade Heriot-Watt, concordaria. Suas pesquisas demonstraram que tentar aprender novas habilidades na velhice não só faz com que o cérebro se exercite, mas pode até fazer com que você gere novas células nervosas.

"As evidências sugerem que é possível fazer mudanças até então inimagináveis há algumas décadas", afirma ele. É provável que você acredite que aprender a tocar piano, falar mandarim ou entender as complexidades das planilhas pode ser inerentemente estressante, mas estudos mostram que o ato de aprender realmente reduz os níveis de estresse.

Em um estudo, foi pedido que voluntários aprendessem algo novo ou fizessem qualquer coisa relaxante. Talvez seja surpreendente, mas o grupo que aprendeu novas habilidades foi o que teve a maior redução nos níveis de estresse.

Isto porque quando você está fazendo algo no qual se concentra, o mundo exterior entra em estado de espera. Da mesma forma que a atenção plena acalma efetivamente a voz crítica em sua cabeça, faz com que nos concentremos nos fracassos do passado e nos deixa tristes. O processo de fazer algo novo, especialmente em grupo, na verdade faz com que nosso julgamento interno diminua e nos sintamos menos estressados.

Aprender algo novo também pode modificar a forma como pensa e se sente. Se a habilidade em questão for desafiadora, o cérebro será forçado a forjar novos caminhos e novas conexões e isto literalmente pode estimular o poder cerebral.

O professor Gow indica que, após três meses de prática em uma nova habilidade, as pessoas demonstram melhorias na habilidade de raciocínio — mais especificamente nas áreas do cérebro que são mais afetadas pelo processo de envelhecimento.

"As velocidades de processamento e raciocínio tendem a estar entre as primeiras áreas da função cerebral a declinar com a idade, mas acreditamos que são precisamente estas áreas que mais se beneficiam com o aprendizado de uma nova habilidade", explica ele.

"Acreditamos que pode reverter a sensação de 'desaceleração' que temos com o envelhecimento e se continuarmos dominando a habilidade, este benefício pode se estender a outras habilidades de raciocínio e melhorar a memória também."

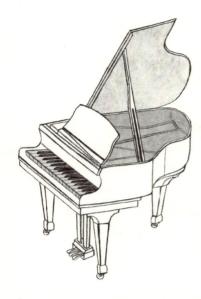

Portanto, felizmente, parece que é possível ensinar truques novos a um cão velho. Como diz o professor Gow: "Nunca é tarde demais para experimentar coisas novas e, quanto mais continuamos, mais benefícios acumularemos ao longo do tempo".

"E as pessoas mantêm suas habilidades de raciocínio", acrescenta ele. "geralmente vivem por mais tempo e de forma mais saudável — então faz sentido aproveitar a chance de melhorar na habilidade."

APRENDA UM IDIOMA

Uma das melhores coisas que podemos fazer pelo cérebro é aprender um novo idioma, pois os malabarismos que o cérebro faz entre diferentes sons, palavras, conceitos e regras gramaticais, além de regras sociais, aprimora o fluxo sanguíneos e as conexões em todo o cérebro. Literalmente pode modificar o cérebro, aumentando o número de células nervosas e de conexões entre elas. Pode até aumentar a inteligência. Mas, para obter o máximo de benefícios, dedique-se e pratique o novo idioma por cinco horas por semana!

OS QUEBRA-CABEÇAS, PALAVRAS CRUZADAS E SUDOKU PODEM AJUDAR A TREINAR O CÉREBRO?

De acordo com o professor Gow, solucionar sudokus complexos ou fazer palavras cruzadas ajudará um pouco, mas estas atividades não são tão eficazes para preservar as habilidades de raciocínio quanto aprender uma nova habilidade, como a dança ou a pintura.

NOITE **169**

Pequenas coisas

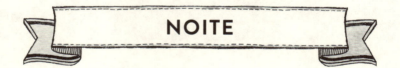

NOITE

Banho quente

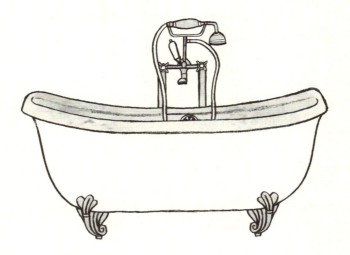

Como fazer: curta um banho quente na banheira por cerca de noventa minutos antes de ir para a cama.

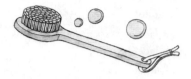

Um banho quente e relaxante é um dos raros prazeres da vida que não só é ótimo, mas que também faz bem! Estudos sugerem que tomar um banho quente regularmente pode ajudar a reduzir os níveis de açúcar no sangue e diminuir o risco de doenças cardíacas. Para quem tem dificuldade de pegar no sono à noite, tomar um banho quente cerca de uma hora antes de ir dormir pode ajudar a tirar uma soneca mais rápido e melhorar a qualidade do sono.

Jason Ellis é professor de psicologia na Universidade de Northumbria e diretor da Northumbria Sleep Centre. Ele gosta de tomar um banho quente à noite e me contou que uma das principais razões pelas quais esse hábito é benéfico para o sono é o efeito que ele tem na temperatura do corpo. Mas é preciso ter o horário certo em mente.

Quando estamos tomando o banho quente, a temperatura do corpo sobe. Mas é quando saímos e o corpo começa a esfriar, que obtemos os benefícios de indução do sono.

"Conforme a temperatura do corpo cai, ele mimetiza a chegada do sono, acionando a liberação do hormônio da melatonina e enviando um forte sinal de que é hora de dormir. Também há um impacto psicológico", acrescenta ele. "Uma imersão na banheira é um tempo pessoal valioso se você teve um dia cheio."

Embora ele afirme que um banho quente no chuveiro funcione de forma similar, a banheira é melhor — "pois estamos nos imergindo completamente na água quente" — e ele recomenda uma temperatura de 40°C a 42°C, aproximadamente noventa minutos antes de ir para a cama, para obter mais benefícios.

POTENCIALIZE OS EFEITOS DO BANHO

★ Diminua as luzes (a escuridão ajuda a estimular a melanina, que provoca o sono).

★ Use óleo essencial de lavanda na banheira (estudos mostram que inalar este óleo pode melhorar o sono).

★ Coloque uma música suave para tocar (estudos mostram que a música clássica pode melhorar a qualidade do sono).

★ Estabeleça uma política de não usar telas após o banho — nada de ficar mexendo no celular (o estímulo e a luz azul de qualquer tela podem fazer com que nos sintamos alerta e atrasar o início do sono).

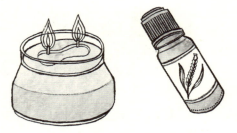

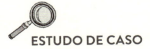

ESTUDO DE CASO

Jen, mãe de dois filhos e assistente em saúde mental

"Não durmo muito bem e sempre achei difícil relaxar, mas, após o banho quente na banheira, eu realmente fiquei com bastante sono e dormi melhor do que nunca. Percebi que tinha mais energia no dia seguinte também. Adquiri o hábito de tomar esse banho quente antes de dormir três vezes por semana e definitivamente recomendaria para qualquer pessoa que tenha dificuldade de dormir."

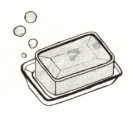

Conforme a temperatura do corpo cai, ele mimetiza a chegada do sono, acionando a liberação do hormônio da melatonina e enviando um forte sinal de que é hora de dormir.

Pequenas coisas

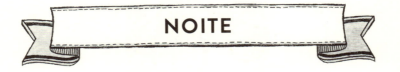

NOITE

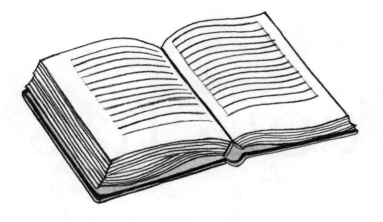

Leia

Como fazer: leia um livro por trinta minutos todos os dias, de preferência um livro de ficção.

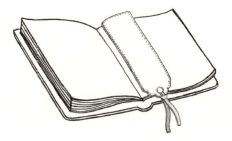

Desde muito novo, sempre amei ler, ainda amo. Não era raro me avistar caminhando pela rua, lendo avidamente e tentando não esbarrar em pedestres e postes. Hoje em dia, tento tirar alguns momentos para ler sempre que posso, como durante a pausa para o almoço, no trem ou tarde da noite. Também sou membro de um clube de livro local, que nos últimos dez anos ofereceu muito entretenimento e momentos de reflexão, por isso não preciso ser convencido de que ler muita ficção faz bem para as habilidades sociais e de empatia. Também sei muito bem que este hábito pode melhorar a memória e proteger contra depressão.

A maior vantagem de ler ficção especificamente é que a leitura age como um treino para "todo o cérebro". Quando pesquisadores na Universidade de Stanford analisaram os cérebros de pessoas enquanto liam Jane Austen (uma das minhas autoras favoritas), encontraram um aumento drástico e inesperado no fluxo sanguíneo em todo o cérebro.

Isto porque quando ficamos imersos em um bom livro, o cérebro se ocupa imaginando os cenários, sons, cheiros e gostos descritos, o que ativa as muitas áreas diferentes do cérebro que processam essas experiências no mundo real. Palavras como "lavanda", "canela", e "sabonete", por exemplo, provocarão uma resposta não apenas nas áreas de processamento de linguagem do cérebro, mas também nas áreas dedicadas aos odores.

Segundo o neurocientista Dr. Raymond Mar, na Universidade Iorque, em Toronto, ler ficção pode promover a empatia e as habilidades interpessoais, pois as partes do cérebro que utilizamos para entender histórias coincidem com as que utilizamos para entender as outras pessoas. "A leitura ajuda o cérebro a melhorar a criação de modelos fiéis de pessoas reais e prever o que elas pensam, sentem ou fazem", conta ele.

Sempre usei os livros como forma de escapismo, então não me surpreendi ao aprender que estudos mostram que a leitura é uma das melhores formas de fuga das pressões da vida moderna. É este aspecto da leitura que pode reduzir o risco de desenvolver depressão para um leitor ávido.

"A ansiedade tem tudo a ver com ter a atenção focada para dentro de si", afirma o Dr. Mar, "mas a leitura faz com que o foco se desloque para as palavras e a história, o que nos tira dos nossos próprios pensamentos e ajuda a relaxar. Podemos entrar em um estado meditativo quando estamos realmente concentrados na leitura".

Entretanto, mais notavelmente, estudos mostram que ser um leitor ávido também está associado a uma vida mais longa, embora eu suspeite que isto está muito mais relacionado com o fato de que as pessoas que leem também costumam seguir um estilo de vida mais saudável. Pesquisas da Universidade Yale descobriram que as pessoas que leem cerca de trinta minutos por dia viveram em média 23 meses a mais do que as que não leram — o oposto do que acontece se passarmos o mesmo período assistindo TV.

E então, o que deveríamos ler? O Dr. Mar encoraja a leitura de romances ou biografias (em vez de não-ficção). A chave é que o leitor se sinta envolvido pela história. "É importante encontrar algo que seja agradável de ler", diz ele, destacando que os benefícios acontecem apenas após a prática deste hábito de forma repetida, frequente e a longo prazo.

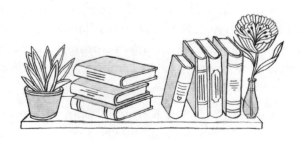

Ler ficção especificamente é como um treino para "todo o cérebro". Quando pesquisadores na Universidade de Stanford analisaram os cérebros de pessoas enquanto liam Jane Austen (uma das minhas autoras favoritas), encontraram um aumento drástico e inesperado no fluxo sanguíneo em todo o cérebro.

Pequenas coisas

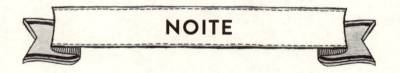

NOITE

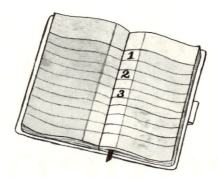

Seja grato pelo que possui

Como fazer: logo antes de ir dormir, escreva três coisas pelas quais se sinta grato.

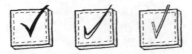

A ideia de que devemos "ser gratos" pode parecer meio antiquada, mas há ciência por trás das alegações de que criar o hábito de ser grato regularmente não só te deixa mais feliz, mas também pode reduzir a pressão arterial, melhorar a qualidade do sono, aliviar a dor e até recalibrar o cérebro, com efeitos duradouros. Como algo tão simples pode ser tão poderoso? E como podemos acessar esse poder?

De acordo com a Dra. Fuschia Sirois, professora de psicologia na Universidade de Durham, especialista em investigar a gratidão, a autocompaixão e o papel delas na saúde e bem-estar, "Uma das formas mais simples é pensar em três coisas pelas quais seja grato em um determinado dia. Talvez alguém tenha sido gentil ou talvez tenha sido um dia de sol ou tivemos a oportunidade de sair de casa e sentir o ar fresco".

O objetivo de praticar a gratidão regularmente é desenvolver o que ela chama de "mentalidade da gratidão", pois pode ter efeitos poderosamente positivos.'

"Há muitas teorias diferentes sobre como a gratidão funciona", conta ela. "Talvez ela lhe deixe em um estado mental mais positivo, abra sua perspectiva, permitindo que foque e a aprecie as coisas positivas em vez de focar as preocupações. Se você tem distúrbios de sono, pode ajudar muito.

"Descobrimos que a gratidão pode reduzir os níveis de estresse, pois nos ajuda a ver as coisas de uma perspectiva mais ampla, em vez da visão estreita que tendemos a adotar quando nossos mecanismos de luta ou fuga são ativados", acrescenta ela.

"Se a gratidão pode regular nossa resposta ao estresse, faz sentido que ela tenha uma influência positiva em outros mecanismos contribuintes como a inflamação, que é um marcador de risco para diversas doenças crônicas."

A professora Sirois e sua equipe estudam os benefícios da gratidão para pessoas que vivem em situações de estresse contínuo, como as que vivem com doenças crônicas. Em um experimento que fizeram, os participantes que passaram três semanas escrevendo sobre o que eram gratos relataram que sentiram menos dor, além de melhor qualidade de sono, do que as pessoas que estavam no grupo de controle.

Ela acredita que isso pode acontecer porque a percepção da dor pode ser facilmente amplificada pelo estresse e sentimentos negativos e, se expressar gratidão pode abrandar os sentimentos negativos, então a intensidade da sensação de dor pode ser afetada também.

Outras pesquisas mostram que uma mentalidade de gratidão pode aumentar a chance de adotar hábitos saudáveis (comer de forma saudável e se exercitar regularmente, por exemplo) e identificaram uma relação que os pesquisadores chamam de "orientação para o futuro" (o quanto o indivíduo pensa sobre o futuro e antecipa consequências futuras).

Um estudo estadunidense descobriu que pedir a um grupo que escrevesse uma "lista de gratidão" resultou em maiores taxas de felicidade e menos doenças físicas. Após dois meses de escrita, os participantes também começaram a fazer mais exercício, pois se sentiam melhores sobre a vida.

"Quando vemos pesquisas sobre as mudanças neurológicas que acontecem no cérebro das pessoas que têm mais tendência à gratidão, vemos que as áreas do cérebro que são ativadas quando as pessoas experimentam a gratidão são as mesmas áreas relacionadas com a capacidade de pensar sobre os resultados futuros de suas ações", conta a professora Sirois.

Portanto, adotar uma mentalidade de gratidão pode ajudar a modificar os processos de pensamento do negativo para o positivo e as substâncias químicas que são liberadas podem até ajudar a recalibrar o cérebro.

Devo dizer que nem todas as pesquisas sobre o diário de gratidão produziram resultados notáveis e se você se preocupa muito com a saúde mental, deve conversar com um médico. Mas se, como eu, você é alguém que de vez em quando tende a focar o lado ruim da vida, escrever sobre as coisas pelas quais é grato realmente pode ajudar.

Este me parece um bom lugar para encerrar o livro. Então, deixe-me dizer que fazer a série de podcasts Just One Thing foi uma das melhores coisas que já fiz e estou muito grato a todos que contribuíram para a série e para este livro. Realmente espero que você tenha gostado da leitura e que experimente as Pequenas Coisas...

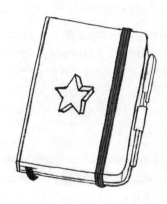

DICAS PARA ESCREVER UM DIÁRIO DE GRATIDÃO EFICIENTE

- ★ Tenha um caderno e uma caneta ao lado da sua cama.
- ★ Separe quinze minutos para escrever no diário todas as noites.
- ★ Escreva três coisas pelas quais se sente grato em forma de tópicos.
- ★ Alguém foi gentil com você?
- ★ Quais coisas pequenas fizeram você se sentir bem?
- ★ Há alguém em sua vida cuja existência você é grato? Por quê?
- ★ Por quais competências ou habilidades você é grato?
- ★ Por quais elementos da natureza você sente gratidão e por quê?

ESTUDO DE CASO

Nathan, instrutor de academia

"Fui instruído a me sentar à noite e escrever três coisas pelas quais era grato, mas, depois de algumas noites, percebi que estava muito cansado para focar direito nesse horário. Então, decidi escrever todas as manhãs quando acordava. Descobri que é uma ótima forma de começar o dia e fiquei surpreso com a facilidade que tive para encontrar coisas pelas quais me sentia grato. Acho que este exercício me força a pensar sobre o que me faz feliz; mas com que eu aprecie o que tenho e amplia meus horizontes. De fato, posso dizer que sou muito grato por ter a oportunidade de fazer um diário de gratidão!"

REFERÊNCIAS

INTRODUÇÃO

https://onlinelibrary.wiley.com/doi/abs/10.1002/ejsp.674

CAPÍTULO 1 INÍCIO DA MANHÃ

Exercícios inteligentes

(1) https://www.health.harvard.edu/staying-healthy/more-push-upsmay-mean-less-risk-of-heart-problems
(2) https://pubmed.ncbi.nlm.nih.gov/31216005/

Banho gelado

(1) https://pubmed.ncbi.nlm.nih.gov/8925815/
(2) https://www.ncbi.nlm.nih.gov/pmc/articles/PMC2211456/
(3) https://www.ncbi.nlm.nih.gov/pmc/articles/PMC5025014/
(4) https://www.ncbi.nlm.nih.gov/pmc/articles/PMC7730683/shower

Cante

(1) https://www.ncbi.nlm.nih.gov/pmc/articles/PMC3860955/
(2) https://pubmed.ncbi.nlm.nih.gov/27515501/
(3) https://pubmed.ncbi.nlm.nih.gov/30534062/
(4) https://journals.sagepub.com/doi/abs/10.1177/13591053211012778

Medite

(1) https://www.ncbi.nlm.nih.gov/pmc/articles/PMC3004979/
(2) https://jamanetwork.com/journals/jamainternalmedicine/fullarticle/2110998
(3) https://www.ncbi.nlm.nih.gov/pmc/articles/PMC5934947/
(4) https://pubmed.ncbi.nlm.nih.gov/24096366/
(5) https://news.harvard.edu/gazette/story/2018/04/harvard-researchersstudy-how-mindfulness-may-change-the-brain-in-depressed-patients/
(6) https://www.health.harvard.edu/pain/mindfulness-meditation-to-control-pain
(7) https://www.ncbi.nlm.nih.gov/pmc/articles/PMC8430251/

Caminhada matinal

(1) https://www.sleephealthjournal.org/article/S2352-7218(17)30041-4/fulltext
(2) https://www.ulster.ac.uk/news/2018/june/study-finds-walking-faster-could-help-you-live-longer

CAPÍTULO 2 CAFÉ DA MANHÃ

Altere o horário das refeições

(1) https://pubmed.ncbi.nlm.nih.gov/22608008/
(2) https://www.surrey.ac.uk/news/many-people-could-reduce-their-feeding-window-three-hours-finds-new-time-restricted-feeding-study
(3) https://www.salk.edu/news-release/clinical-study-finds-eating-within-10-hour-window-may-help-stave-off-diabetes-heart-disease/

Beba água

(1) https://www.bda.uk.com/resource/the-importance-of-hydration.html

(2) https://www.alzdiscovery.org/cognitive-vitality/blog/can-dehydration-impair-cognitive-function

(3) https://westminsterresearch.westminster.ac.uk/item/v7599/drinking-water-enhances-cognitive-performance-positive-effects-on-workingmemory-but-not-long-term-memory

(4) https://pubmed.ncbi.nlm.nih.gov/26200171/

(5) http://pure-oai.bham.ac.uk/ws/portalfiles/portal/18685679/parretti_waterpreloadingRCT.pdf

Coma bactérias

(1) https://pubmed.ncbi.nlm.nih.gov/33693453/

(2) https://pubmed.ncbi.nlm.nih.gov/25998000/

Apoie-se em uma perna

(1) https://www.nature.com/articles/sj.bdj.2018.1062

(2) https://pubmed.ncbi.nlm.nih.gov/17503879/

(3) https://www.ncbi.nlm.nih.gov/pmc/articles/PMC6873344/

(4) https://www.bmj.com/content/348/bmj.g2219

Beba café

(1) https://www.bmj.com/content/359/bmj.j5024

(2) https://www.hsph.harvard.edu/news/hsph-in-the-news/coffee-depression-women-ascherio-lucas/

(3) https://www.nottingham.ac.uk/news/brown-fat-and-coffee

(4) https://aru.ac.uk/news/coffee-linked-to-lower-body-fat-in-women

CAPÍTULO 3 MEIO DA MANHÃ

Faça uma pausa

(1) https://www.sciencedirect.com/science/article/pii/S0003687016302666

(2) https://www.nhm.ac.uk/discover/how-listening-to-bird-song-can-transform-our-mental-health.html

(3) https://www.ncbi.nlm.nih.gov/pmc/articles/PMC3779797/

Respire fundo

(1) https://www.ncbi.nlm.nih.gov/pmc/articles/PMC6137615/

(2) https://www.ncbi.nlm.nih.gov/pmc/articles/PMC5455070/

(3) https://pubmed.ncbi.nlm.nih.gov/30826382/

(4) https://pubmed.ncbi.nlm.nih.gov/21939499/

Exercite-se menos, mas com mais frequência

(1) https://journals.lww.com/acsm-msse/Fulltext/2019/06000/Association_between_Bout_Duration_of_Physical.16.aspx

(2) https://www.ncbi.nlm.nih.gov/pmc/articles/PMC4202748/

Exercícios excêntricos

(1) https://pubmed.ncbi.nlm.nih.gov/28291022/

(2) https://www.ncbi.nlm.nih.gov/pmc/articles/PMC6510035/

Visualize-se mais forte

(1) https://www.ncbi.nlm.nih.gov/pmc/articles/PMC6535038/

(2) https://bmcmedicine.biomedcentral.com/articles/10.1186/1741-7015-9-75

CAPÍTULO 4 HORA DO ALMOÇO

Coma peixes gordurosos

(1) https://www.sciencedaily.com/releases/2021/03/210308131709.htm
(2) https://www.ncbi.nlm.nih.gov/pmc/articles/PMC3917688/
(3) https://www.ncbi.nlm.nih.gov/pmc/articles/PMC4113767/
(4) https://www.ncbi.nlm.nih.gov/pmc/articles/PMC6683166/
(5) https://www.ncbi.nlm.nih.gov/pmc/articles/PMC4965662/
(6) https://pubmed.ncbi.nlm.nih.gov/34872587/

Coma beterraba

(1) https://www.ncbi.nlm.nih.gov/pmc/articles/PMC6515411/
(2) https://sshs.exeter.ac.uk/news/research/title_37371_en.html
(3) https://pubmed.ncbi.nlm.nih.gov/21471821/
(4) https://www.ncbi.nlm.nih.gov/pmc/articles/PMC6683255/
(5) https://academic.oup.com/jn/article/143/6/818/4571708?login=true

Uma maçã por dia

(1) https://pubmed.ncbi.nlm.nih.gov/22019438/
(2) https://pubmed.ncbi.nlm.nih.gov/29086478/
(3) https://www.cambridge.org/core/journals/british-journal-of-nutrition/article/apple-intake-is-inversely-associated-with-allcause-anddiseasespecific-mortality-in-elderly-women/EC7A2E4916E6A660649736CE42189685
(4) https://pubmed.ncbi.nlm.nih.gov/31584311/

Tome sol

(1) https://www.ed.ac.uk/news/2021/sunlight-linked-with-lower-covid-19-deaths
(2) https://www.ncbi.nlm.nih.gov/pmc/articles/PMC6013996/
(3) https://www.ncbi.nlm.nih.gov/pmc/articles/PMC1470481/
(4) https://www.ncbi.nlm.nih.gov/pmc/articles/PMC6490896/
(5) https://www.ed.ac.uk/news/2013/sunshine-080513

Tire uma soneca

(1) https://www.bmj.com/company/newsroom/once-or-twiceweekly-daytime-nap-linked-to-lower-heart-attack-stroke-risk/
(2) https://news.berkeley.edu/2010/02/22/naps_boost_learning_capacity/
(3) https://news.mit.edu/2021/india-sleep-study-economics-0729

CAPÍTULO 5 TARDE

Compre algumas plantas

(1) https://www.lung.org/clean-air/at-home/indoor-air-pollutants/volatile-organic-compounds#:~:text=VOCs%20Can%20Harm%20Health,effects%2C%20though%20many%20have%20several
(2) https://link.springer.com/article/10.1007/s11270-006-9124-z

Jogue videogames

(1) https://www.jstor.org/stable/27032854
(2) https://www.psychologicalscience.org/news/releases/2020-sept-violent-video-games.html
(3) https://www.ncbi.nlm.nih.gov/pmc/articles/PMC2921999/

Espaços verdes

(1) https://www.ncbi.nlm.nih.gov/pmc/articles/PMC7913501/
(2) https://www.ncbi.nlm.nih.gov/pmc/articles/PMC8408569/
(3) https://www.nature.com/articles/s41893-021-00781-9
(4) https://www.ncbi.nlm.nih.gov/pmc/articles/PMC4548093/
(5) https://www.tandfonline.com/doi/full/10.1080/15622975.2021.1938670
(6) https://docs.google.com/document/d/1z_4xvlnE7CeWpqKtl6zzqj4ct-Lkzx5Zv66IEPxV2uM/edit)

Mantenha-se de pé

(1) http://www.epi.umn.edu/cvdepi/study-synopsis/london-transport-workers-study/
(2) https://evidence.nihr.ac.uk/alert/standing-desks-with-a-support-package-reduce-time-sitting-at-work/
(3) https://www.sciencealert.com/getting-a-sweat-on-for-30-40-minutes-could-offset-a-day-of-sitting-down

Coma chocolate

(1) https://www.ncbi.nlm.nih.gov/pmc/articles/PMC6478304/
(2) https://www.ncbi.nlm.nih.gov/pmc/articles/PMC5537860/
(3) https://www.birmingham.ac.uk/news/2020/can-drinking-cocoa-make-you-smarter
(4) https://www.ncbi.nlm.nih.gov/pmc/articles/PMC4580960/
(5) https://www.nicswell.co.uk/health-news/does-eating-a-few-squares-of-dark-chocolate-a-day-improve-blood-pressure
(6) https://www.ncbi.nlm.nih.gov/pmc/articles/PMC7071338/

CAPÍTULO 6 NOITE

Dance

(1) https://www.ajpmonline.org/article/S0749-3797(16)00030-1/fulltext
(2) https://www.frontiersin.org/articles/10.3389/fpsyg.2019.00936/full
(3) https://www.coventry.ac.uk/primary-news/salsa-dancing-boosts-brain-function-says-coventry-university-study-for-tv-show/
(4) https://depts.washington.edu/mbwc/news/article/dancing-to-remember
(5) https://www.frontiersin.org/articles/10.3389/fnhum.2017.00305/full
(6) https://www.ox.ac.uk/news/2015-10-28-dancing-raises-pain-threshold'

Aprenda uma nova habilidade

(1) https://michiganross.umich.edu/rtia-articles/study-learning-something-new-could-help-reduce-stress
(2) https://www.ncbi.nlm.nih.gov/pmc/articles/PMC5065201/

Banho quente

(1) https://www.lboro.ac.uk/news-events/news/2018/november/hot-baths-help-metabolism-and-inflammation/
(2) https://www.ncbi.nlm.nih.gov/pmc/articles/PMC5023696/
(3) https://www.sciencedirect.com/science/article/abs/pii/S1087079218301552?via%3Dihub
(4) https://pubmed.ncbi.nlm.nih.gov/24720812/
(5) https://pubmed.ncbi.nlm.nih.gov/18426457/

Leia

(1) https://news.stanford.edu/news/2012/september/austen-reading-fmri-090712.html
(2) https://jamanetwork.com/journals/jamapsychiatry/articleabstract/2681169
(3) https://www.ncbi.nlm.nih.gov/books/NBK453237/
(4) https://yalealumnimagazine.com/articles/4377-bookworms-live-longer

Seja grato pelo que possui

(1) https://greatergood.berkeley.edu/article/item/how_gratitude_changes_you_and_your_brain
(2) https://www.sciencedirect.com/science/article/abs/pii/S0022399920301847
(3) https://greatergood.berkeley.edu/article/item/how_gratitude_changes_you_and_your_brain

EDITORA ALAÚDE

CONHEÇA OUTROS LIVROS

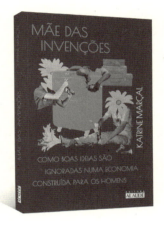

COMO O VIÉS DE GÊNERO DISTORCEU A INOVAÇÃO E A HISTÓRIA.

Um exame fascinante e revelador do mundo dos negócios, da tecnologia e da inovação através de uma lente feminista. Baseando-se em exemplos de carros elétricos a costureiras de sutiã, passando pelos bilionários da tecnologia, Katrine Marçal mostra como o viés de gênero sufoca a economia e atrasa as inovações, às vezes por centenas de anos.

- Mulheres na história
- História Econômica

COMO TRANSCENDER OS SENTIMENTOS DE LIMITAÇÃO E MEDO

Um plano de sete etapas, juntamente com meditações e técnicas de atenção plena, para ajudá-lo a focar e direcionar sua consciência, energia e intuição de modo a experimentar estabilidade, riqueza, criatividade, amor e prosperidade.

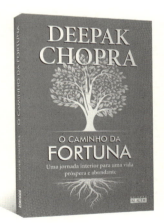

- Meditação
- Autor best-seller

Todas as imagens são meramente ilustrativas.

Este livro foi impresso nas oficinas gráficas da Editora Vozes Ltda.,
Rua Frei Luís, 100 – Petrópolis, RJ.